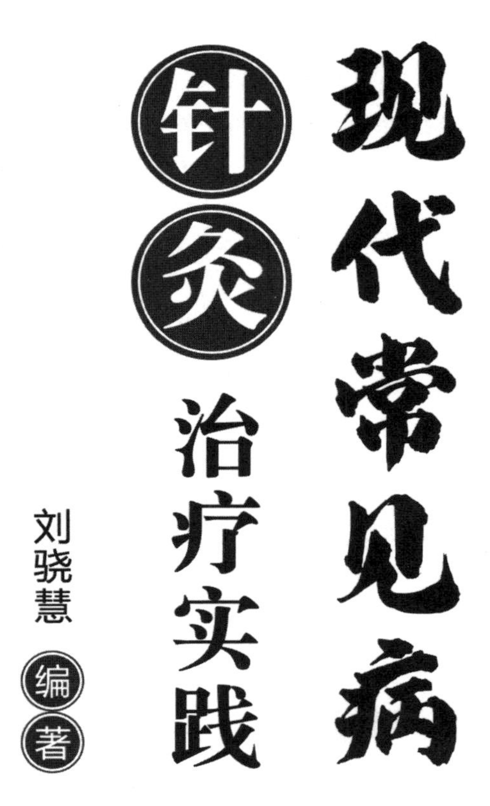

上海交通大学出版社
SHANGHAI JIAO TONG UNIVERSITY PRESS

内容提要

本书共8章，全书围绕临床常见病展开叙述，首先介绍了针法、灸法、拔罐法、刮痧法、穴位贴敷法、穴位埋线法、穴位注射法等临床常用的针灸治疗技术；然后分章详细介绍了内科、外科、骨科、皮肤科、妇科、儿科等现代临床科室常见病的针灸治疗。本书内容翔实、层次清晰、重点突出，集实用性与科学性于一身，彰显了中医特色，反映了针灸治疗疾病的新进展。本书可作为针灸及相关专业临床医师、实习医师及医学院校学生工作和学习的参考书。

图书在版编目（CIP）数据

现代常见病针灸治疗实践 / 刘骁慧编著. --上海 ：上海交通大学出版社，2023.12

ISBN 978-7-313-29557-6

Ⅰ. ①现… Ⅱ. ①刘… Ⅲ. ①常见病—针灸疗法 Ⅳ. ①R245

中国国家版本馆CIP数据核字（2023）第183486号

现代常见病针灸治疗实践

XIANDAI CHANGJIANBING ZHENJIU ZHILIAO SHIJIAN

编　　著：刘骁慧
出版发行：上海交通大学出版社　　地　　址：上海市番禺路951号
邮政编码：200030　　电　　话：021-64071208
印　　制：广东虎彩云印刷有限公司
开　　本：710mm × 1000mm 1/16　　经　　销：全国新华书店
字　　数：251千字　　印　　张：14.25
版　　次：2023年12月第1版　　插　　页：2
书　　号：ISBN 978-7-313-29557-6　　印　　次：2023年12月第1次印刷
定　　价：198.00元

著者简介

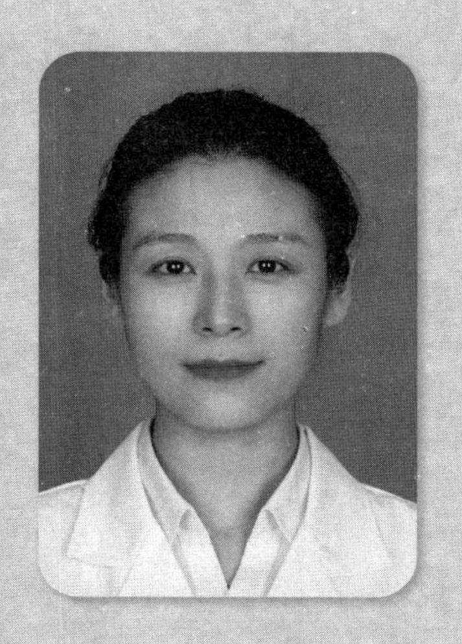

刘骁慧

女，毕业于山东中医药大学针灸推拿专业，现任职于山东省淄博市淄川区中医院针灸科，担任针灸科副主任。兼任山东省针灸协会中医外治委员会副主委、中国针灸协会临床专业委员会委员、中国中医药研究促进会乡村中医专业委员会委员、淄博市中西医结合疼痛专业委员会委员、淄博市中医药学会推拿专业委员会委员、淄博市小儿推拿专业委员会委员、淄博市儿童康复专业委员会委员。长期从事针灸科医疗工作，擅长中医内治、外治相结合，采用针、灸、药、拔罐、穴位贴敷等方式，合治内、外、妇、儿、五官等各科病症。在治疗颈肩腰腿痛、关节炎、面瘫、慢性胃肠炎、月经不调、痛经、带状疱疹、脑性瘫痪、小儿腹泻、小儿厌食等方面，积累了丰富的临床经验。2022年荣获淄博市“最美巾帼建功标兵”、淄川区“优秀医师”等称号。

前言

FOREWORD

针灸学是以中医基础理论为指导，研究如何运用针灸治疗各科疾病的一门临床学科，是中医学的重要组成部分。几千年来，针灸治疗的病种范围不断扩大，对内科、外科、骨科、皮肤科、妇科、儿科、五官科等科室的许多疾病均有较好的效果，疗程短、花费少等优点显著，为人类的健康做出了巨大的贡献。当前，中医药迎来了前所未有的发展战略机遇，作为新时代的针灸临床工作者，不仅要继承和发扬传统医学中的宝贵经验，还应掌握现代科技赋予针灸的新内涵，以便更好地为患者服务。基于此，本人参阅诸多文献资料，结合自身多年临床经验，编写了《现代常见病针灸治疗实践》一书，希望能为针灸事业的繁荣发展贡献一份绵薄之力。

本书首先介绍了临床常用的针灸治疗技术，包括针法、灸法、拔罐法、刮痧法、穴位贴敷法、穴位埋线法、穴位注射法等；然后对内科、外科、骨科、皮肤科、妇科、儿科、五官科的常见病做了详细的论述，内容包括概述、病因、病机、诊断、中医辨证和针灸疗法。在编写过程中，本书吸取了近年来针灸学术发展的先进成果和成熟的临床经验，以临床实用为前提，突出了针灸治疗的针对性，反映了针灸研究的最新进展。本书资料全面系统、内容丰富、编排合理、逻辑清晰，适合针灸科及其相关专业的临床医师阅读、参考，也可作为针灸专业学生学习的工具书。

由于编者忙于临床工作，编写时间仓促，加上编写经验和水平有限，书中难免存在疏漏或不足之处，恳请广大读者在阅读过程中多提出宝贵意见，以便再版时改进。

刘骁慧

山东省淄博市淄川区中医院

2023年3月

目录
CONTENTS

第一章 针灸治疗技术

第一节 针 法

针法是指用针刺治疗疾病的方法，也称刺法，是利用不同的金属针具，刺入人体一定的穴位，施以不同的手法，刺激腧穴，激发脏腑经络之气，达到调和阴阳、扶正祛邪、疏通经络、行气活血等防病治病的目的。

一、毫针刺法

毫针刺法又称体针疗法，是针法的主体，以毫针为针刺工具。

（一）毫针的构造、规格、检查、保藏

1.毫针的构造

毫针的构造分为针尖、针身、针根、针柄、针尾5个部分。针尖是针身的尖端锋锐部分，亦称针芒，是刺入腧穴部位肌肤的关键部位；针身是针尖至针柄间的主体部分，又称针体，是毫针刺入腧穴内相应深度的主要部分；针根是针身与针柄连接的部位，是观察针身刺入穴位深度和提插幅度的外部标志；针柄是用金属丝缠绕呈螺旋状，为针根至针尾的部分，是医师持针、运针的操作部位，也是温针灸法装置艾绒之处；针尾是针柄的末端部分，亦称针顶。

毫针是用金属制作而成的，以不锈钢为制针材料者最常用。不锈钢毫针具有较高的强度和韧性，针体挺直滑利，能耐高热、防锈，不易被化学物品腐蚀，故被临床广泛采用。目前，也有用其他金属制作的毫针，如金针、银针，其传热、导电性能虽优于不锈钢针，但针体较粗，强度、韧性不如不锈钢针，加之价格昂贵，除特殊需要外，一般临床很少应用。至于普通钢针、铜针、铁针，因其容易锈蚀，弹性、韧性、牢固性差，除偶用于磁针法外，临床已不采用。

根据毫针针柄与针尾的构成和形状不同可分为环柄针、花柄针、平柄针、管柄针 4 种，其中平柄针和管柄针主要在进针器和进针管的辅助下使用。

2.毫针的规格

毫针的规格是以针身的长度和直径区分的。

(1)毫针的长度规格见表 1-1。

表 1-1　毫针的长度规格

规格(寸)		0.5	1.0	1.5	2.0	2.5	3.0	4.0	5.0
针身长度(mm)		13	25	40	50	60	75	100	125
针柄长	长柄(mm)	25	35	40	40	40	40	55	55
	中柄(mm)	_	30	35	35	_	_	_	_
	短柄(mm)	20	25	25	30	30	30	40	40

(2)毫针的号数越大，针越细，毫针的直径规格见表 1-2。

表 1-2　毫针的直径规格

号数	22	24	26	28	30	32	34
直径(mm)	0.50	0.45	0.40	0.35	0.30	0.25	0.22

毫针的不同规格，主要以针身的长度和直径区分。关于针具的选择，一般是根据医师的习惯和患者的敏感程度来选择不同粗细的针具。临床一般以直径为 28～32 号(0.25～0.35 mm)和长度为 1～3 寸(25～75 mm)的毫针最为常用。全身大部分腧穴都可以采用；面部针灸一般用较细的针。此外，可根据针灸部位的皮肉丰厚程度来选择不同长短的针具。短毫针在临床上主要用于头皮和皮肤较薄处的腧穴作浅刺之用，如头部、面部、耳部、颈部、肩部、背部、前臂部、手足部等部位多用 1 寸毫针。长毫针多用于肌肉丰厚部位的腧穴作深刺和某些腧穴作横向透刺之用，例如腰部、腹部，小腿多用 1.5 寸毫针，臀部、大腿等多用 3 寸毫针，透针时多用 3 寸毫针。毫针的粗细与针刺的刺激强度有关，供临床辨证论治时选用。

3.毫针的检查

(1)检查针尖：要端正不偏，光洁度高，尖中带圆，圆而不钝，形如“松针”，锐利适度，使进针阻力小而不钝涩。

(2)检查针身：要光滑挺直，圆正匀称，坚韧而富有弹性。

(3)检查针根：要牢固，无剥蚀、伤痕。

(4)检查针柄：柄的金属丝要缠绕均匀，牢固而不松脱或断丝，针柄的长短、粗细适中，便于持针、行针。

检查时如发现针尖带钩、变钝，可用细砂纸或细磨石磨成松针形；如针身弯曲，可用手指夹棉球，用手指或竹片将其捋直；如针身有剥蚀、锈痕和折痕者，应剔除不再使用；如针根处松动，也应弃之。

4.毫针的保藏

除一次性应用的毫针外，凡反复使用的毫针在使用前后都要注意保养和收藏。毫针的保藏主要是防止针尖受损，针身弯曲、生锈或污染等。一般保藏时应注意以下几点。

(1)针具在煮沸消毒时，宜用纱布包裹结扎妥当，以免在煮沸时针尖与锅壁碰撞，引起卷屈或钝折；如用药液浸泡消毒针具时，应掌握好消毒时间，以免药液腐蚀损坏针具。

(2)毫针消毒后，必须用棉球或纱布擦干，保持干燥。平时应放置在垫有纱布的针盒、针盘内。

(3)使用时，毫针放在针盘内，针尾宜靠住盘壁，针尖位于盘中央。移动时，宜稍微倾斜，使针尾部稍低，针尖部略高，不可震动过大，以防针尖受损。

(4)毫针用毕，必须用棉花或纱布擦净，如用针管收藏，须在针管顶端垫以棉花，放入时针尾先入，针尖向上。取用时亦应缓缓倒出，以防损伤针尖。如放在软性针夹或针包内，最好用木片或硬板衬夹，并避免重力按压，以防针体弯曲和针尖损坏。

(5)暂时不用的毫针，应包扎妥当放入硬质针盒或放入两端塞有干棉球的针管内贮藏。

(二)毫针刺法的练习

1.纸垫练针法

用松软的细草纸或毛边纸，折叠成 2 cm 左右厚度的纸垫，外用棉线呈“井”字形扎紧。在此纸垫上可练习进针指力和捻转动作。练习时，一手拿住纸垫，一手如执笔式持针，使针身垂直于纸垫上方，当针尖抵于纸垫后，拇、示、中三指捻转针柄，将针刺入纸垫，同时手指向下渐加一定压力，待刺透纸垫背面后，再捻转退针，另换一处如前再刺。如此反复练习至针身可以垂直刺入纸垫，并能保持针身不弯、不摇摆、进退深浅自如时，说明指力已达到基本要求。作捻转练习时，可将针刺入纸垫，在原处不停地做拇指与示、中两指的前后交替捻转针柄的动作。要求捻转的角度均匀，运用灵活，快慢自如，每分钟捻转 150 次左右。纸垫练针初时可用短毫针，待有了一定的指力和手法基本功后，再用长毫针练习。同时，还应进行双手行针的练习，以适应临床持续运针的需要(图 1-1)。

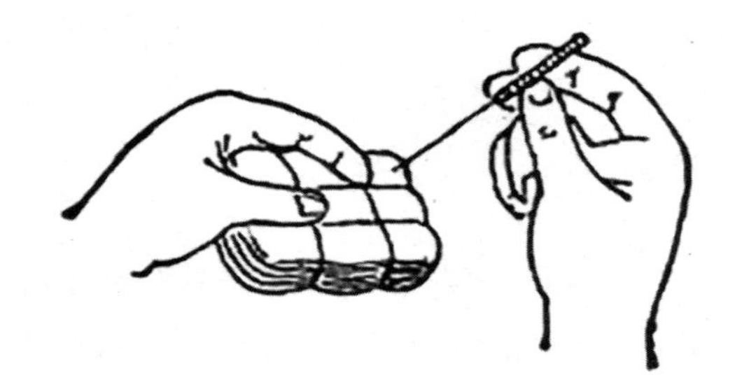

图 1-1　纸垫练针法

2.棉球练针法

取棉絮一团，用棉线缠绕，外紧内松，做成直径 6～7 cm 的圆球，外包白布缝制。棉球松软，便于练习提插、捻转、进针、出针等各种毫针操作手法。提插练针时，操作者以执毛笔式持针，将针刺入棉球，在原处作行提插的动作，要求深浅适宜、幅度均匀、针身垂直。在此基础上，可将提插与捻转动作配合练习，要求提插幅度上下一致，捻转角度来回一致，操作频率快慢一致，达到动作协调、得心应手、运用自如、手法熟练的程度(图 1-2)。

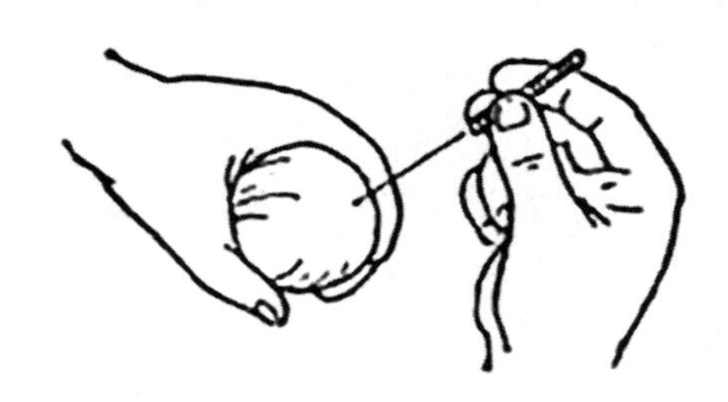

图 1-2　棉球练针法

3.自身练针法

经过纸垫、棉球等物体练针具有一定的指力基础后，操作者可以在自己身上进行试针练习，以亲身体会指力的强弱、针刺的感觉、行针的手法等。要求自身练针时，能逐渐做到进针无痛或微痛，针身挺直不弯，刺入顺利，提插、捻转行针自如，用力均匀，手法熟练。同时，要仔细体会指力与进针、手法与得气的关系，以及持针手指的感觉和受刺部位的感觉。

4.相互练针法

在自身练习比较成熟的基础上，模拟临床实际，两人交叉进行试针练习。要求从实际出发，按照规范操作，相互交替对练，练习内容与自身练针法相同。

（三）针刺前的准备

1.针具选择

选择毫针时应注意：针尖应圆而不钝，以形如松针者为佳，既不宜过尖，也不应有钩曲；针身必须光滑挺直，坚韧而富有弹性，上下匀称，凡针身有斑驳锈痕及弯曲者应弃之不用；针根必须牢固，不能有剥蚀或松动现象；针柄不宜过长或过短，以金属丝缠绕紧密均匀为佳。

临床上应根据患者的性别、年龄、形体肥瘦、体质强弱、病情虚实、病变部位的表里浅深和所取腧穴的具体部位，选择长短、粗细适宜的针具。如体壮、形胖、实证、病变部位较深者，可选取较粗、较长的毫针；反之，体弱、形瘦、病变部位较浅者，可选较细、较短的毫针。根据腧穴所在部位进行选针时，皮薄肉少、头面部的腧穴，一般宜选用短细针；肌肉丰厚处、针刺较深的腧穴，宜选长粗针。临床上选针常以将针刺入腧穴应至深度，而针身还应露在皮肤外稍许为宜。

2.体位选择

针刺时，患者体位的选择原则是要有利于腧穴的正确定位，便于针灸的施术操作和较长时间的留针而不致疲劳。临床常用体位主要有以下几种。

(1)仰卧位：指患者身体平卧于床，头面、胸腹朝上的体位。适宜于取头、面、胸、腹部腧穴和上、下肢部腧穴。

(2)侧卧位：指患者身体一侧着床，头面、胸腹朝向一侧的体位。适宜于取身体侧面少阳经腧穴和上、下肢部分腧穴。

(3)俯卧位：指患者身体俯伏于床，头面、胸腹朝下的体位。适宜于取头、项、脊背、腰骶部腧穴和下肢背侧及上肢部分腧穴。

(4)仰靠坐位：指患者身体正坐，背靠于椅，头后仰，面朝上的体位。适宜于取头前、颜面和颈前等部位的腧穴。

(5)俯伏坐位：指患者身体正坐，两臂屈伏于案上，头前倾或伏于臂上，面部朝下的体位。适宜于取头后和项、背部的腧穴。

(6)侧伏坐位：指患者身体正坐，两臂侧屈伏于案上，头侧伏于臂，面部朝向一侧的体位。适宜于取头部的一侧、面颊及耳前后部位的腧穴。

在临床上除上述常用体位外，对某些腧穴则应根据腧穴的具体不同要求采取不同的体位。同时也应注意根据处方所取腧穴的位置，尽可能用同一种体位针刺取穴。如因治疗要求和某些腧穴定位的特点而必须采用两种不同体位时，应根据患者的体质、病情等具体情况灵活掌握。对初诊、精神紧张、年老、体弱、病重的患者,有条件时应尽量采取卧位,以防患者感到疲劳或晕针等。

3.消毒

针刺治病要有严格的无菌观念,切实做好消毒工作。针刺前的消毒范围包括针具器械、医师双手、患者的针刺部位、治疗室等。

(1)针具器械消毒:目前国内外在有条件的地区提倡使用一次性针具,对于普通针具、器械的消毒以高压蒸汽灭菌法较常用。①高压蒸汽灭菌法:将毫针等针具用布包好,放在密闭的高压蒸汽锅内灭菌。一般在100～140 kPa的压力,115～123 ℃的高温下,保持30分钟以上,可达到消毒灭菌的要求。②药液浸泡消毒法:将针具放入75%乙醇内浸泡30～60分钟,取出用消毒巾或消毒棉球擦干后使用。也可置于器械消毒液内浸泡,如“84”消毒液,可按规定浓度和时间进行浸泡消毒。直接和毫针接触的针盘、针管、针盒、镊子等,可用2%戊二醛溶液浸泡15～20分钟后,达到消毒目的时才能使用。经过消毒的毫针,必须放在消毒过的针盘内,并用消毒巾或消毒纱布遮盖好。③环氧乙烷气体消毒法:根据国际ISO标准,提倡使用环氧乙烷气体消毒。一般多采用小型环氧乙烷灭菌器。灭菌条件为:温度55～60 ℃,相对湿度60%～80%,浓度800 mmol/L,时间6小时。已消毒的毫针,应用时只能一针一穴,不能重复使用。

(2)医师双手消毒:针刺前,医师应先用肥皂水将手洗刷干净,晾干,再用75%乙醇棉球擦拭后,方可持针操作。持针施术时,医师应尽量避免手指直接接触针身,如某些刺法需要触及针身时,必须用消毒干棉球作隔物,以确保针身无菌。

(3)针刺部位消毒:在患者需要针刺的穴位皮肤上用75%乙醇棉球擦拭消毒,或先用2%碘酊涂擦,稍干后,再用75%乙醇棉球擦拭脱碘。擦拭时应从腧穴部位的中心点向外绕圈消毒。当穴位皮肤消毒后,切忌接触污物,保持洁净,防止重复污染。

(4)治疗室内的消毒:针灸治疗室内的消毒,包括治疗台上的床垫、枕巾、毛毯、垫席等物品,要按时换洗晾晒,如采用一人一用的消毒垫布、垫纸、枕巾则更好。治疗室也应定期消毒净化,保持空气流通,环境卫生洁净。

(四)持针法

针刺操作时,一般应双手协同操作,紧密配合。毫针操作时,医师持针的手称为刺手,一般为右手。用右手拇、示两指夹持针柄,中指或无名指抵住针身,也可用拇、示、中三指夹持针柄。按压腧穴局部、辅助进针的手称为押手,又称压手,一般为左手。

刺手的作用主要是掌握针具，施行手法操作。进针时，运指力于针尖，而使针刺入皮肤，行针时便于左右捻转、上下提插和弹震刮搓以及出针时的手法操作等。

押手的作用主要是固定腧穴的位置，夹持针身协助刺手进针，使针身有所依附，保持针垂直，力达针尖，以利于进针、减少疼痛和协助调节、控制针感。

1.两指持针法

刺手拇、示指指腹捏住针柄，或用拇指指腹与示指桡侧指端捏住针柄。

2.三指持针法

刺手拇指、示指、中指指腹捏拿针柄，拇指在内，示指、中指在外，应三指协同。

3.持针体法

刺手拇、示两指拿一消毒干棉球，裹针体近针尖的部位，并用力捏住。

(五)进针法

临床常用进针方法有以下几种。

1.单手进针法

本法是只用刺手进针。右手拇、示指夹持针柄，中指指腹抵住针身下端，当拇指与示指向下用力时，中指随之屈曲，针尖随势迅速刺透皮肤。本法适用于短针的进针。

2.双手进针法

本法是刺手和押手配合，协同进针。常用的有以下几种。

(1)指切进针法：又称爪切进针法，押手拇指或示指的指甲掐切腧穴皮肤，刺手持针，针尖紧靠押手指甲缘迅速刺入。此法适用于短针的进针。

(2)夹持进针法：又称骈指进针法，押手拇、示二指持消毒干棉球，裹于针体下端，露出针尖，使针尖接触腧穴，刺手持针柄，刺、押手同时用力将针刺入。此法适用于较长毫针的进针。

临床上也有采用插刺进针的，即单用右手拇、示二指夹持消毒干棉球，夹住针身下端，使针尖露出2～3分，对准腧穴的位置，将针迅速刺入腧穴，然后将针捻转刺入一定深度，并根据需要适当配合押手行针。

(3)舒张进针法：押手示、中指或拇、中指将所刺腧穴部位皮肤撑开绷紧，刺手持针从二指的中间刺入，用于皮肤较松弛处的腧穴。

(4)提捏进针法：押手拇、示二指将欲刺腧穴两旁的皮肤提捏起，刺手持针从提捏的腧穴上刺入，此法主要用于皮肉浅薄部位的腧穴，如印堂穴等。

3.针管进针法

针管由塑料、玻璃或金属制成，长度比毫针短2～3分，以便露出针柄。针管的直径，以能顺利通过针尾为宜。进针时左手持针管，将针装入管内，针尖与针管下端平齐，置于应刺的腧穴上，针管上端露出针柄2～3分，用右手示指叩打针尾或用中指弹击针尾，即可使针刺入，然后退出针管，再将针刺入血内。

（六）针刺的方向、角度和深度

1.针刺的方向

针刺的方向是指针刺时针尖所朝的方向。针刺方向是否正确，是决定针刺疗效的因素之一。确定针刺的方向主要根据以下3个方面。

（1）依经脉循行定方向：根据治疗需要使用的针刺补泻手法，采用顺经脉而刺的补法，或逆经脉面刺的泻法。如“迎随补泻”手法，补法的针尖须与经脉循行的方向一致；泻法的针尖则与经脉循行的方向相反。

（2）依腧穴位置定方向：根据腧穴的局部解剂，针刺某些穴位时，必须朝向某一特定方向进针。如哑门穴，针尖应朝下颌方向缓慢刺入；廉泉穴，针尖应朝向舌根方向缓慢刺入；背部膀胱经第一侧线腧穴，针尖一般朝向脊柱方向等。

（3）依病性、病位定方向：根据病位的深浅、病情的虚实，选择针尖朝向阳经刺或朝向阴经刺。另外，为使针感达到病变所在的部位，即达到“气至病所”的目的，针尖应朝向病所。

2.针刺的角度

针刺的角度是指进针时针身与皮肤表面所形成的夹角，一般分为以下3种。

（1）直刺法：针身与皮肤表面成90°左右垂直刺入。此法适用于人体大部分腧穴。深刺或浅刺均可适用，尤其是肌肉丰厚部位的腧穴，如四肢、腹部、腰部等。

（2）斜刺法：针身与皮肤表面成45°左右倾斜刺入。此法适用于肌肉较浅薄的部位、骨骼边缘部位、内有重要脏器不宜深刺的部位、为避开血管及瘢痕部位的腧穴，如胸、背部等。

（3）横刺法：又称平刺，针身与皮肤表面成15°左右沿皮肤刺入。此法适用于皮薄肉少部位的腧穴，如头面、胸背及肌肉浅薄处等。

3.针刺的深度

针刺的深度是指针身刺入腧穴皮肉的深浅度数。掌握针刺的深度，应以既要有针刺感应而又不伤及重要脏腑组织为原则。每个腧穴的针刺深度，在临床实际操作时，还必须结合患者的年龄、体质、病情、腧穴部位、经脉循行深浅、季节时令、医师手法经验和得气的需要等诸多因素综合考虑，灵活掌握。正确掌握针刺深度，必须注意以下几个方面。

(1)年龄：年老体弱者及小儿宜浅刺，中青年身强体壮者可深刺。

(2)体质：形瘦体弱者宜浅刺，形壮体强者可深刺。

(3)部位：头面、胸、背部及皮肉浅薄之处宜浅刺，四肢、臀、腹部及肌肉丰满处可深刺。

(4)经络：循行于手指、足趾、手腕、踝部位的经脉较浅，宜浅刺；循行于肘、臂、腿、膝部位的经脉较深，可深刺。另外，一般阳经属表，宜浅刺；阴经属里，可深刺。

(5)病情：阳证、表证、新病宜浅刺，阴证、里证、久病可深刺。

(6)时令：春、夏季阳气浮于上，腠理开疏、气浅，宜浅刺；秋、冬季阳气潜于下，腠理固密、气深，可深刺。

(7)针感：施针时针下酸、麻、重、胀感应强，感应出现快，以及精神紧张、惧怕针刺的患者，针刺应当浅些；感应迟钝或感应弱的患者，针刺应当深些。

(七)行针

毫针进针后，为使患者产生针刺感应，或进一步调整针感的强弱以及使针感向某一方向扩散、传导而采取的操作方法，称为行针，亦称运针。行针手法包括基本行针手法和辅助手法两类。

1.基本行针手法

行针的基本手法是毫针刺法的基本动作，古今临床常用的主要有提插法和捻转法两种。两种基本手法在临床施术时既可单独应用，又可配合应用。

(1)提插法：将针刺入腧穴一定深度后，使针在穴内上提下插的操作方法。针由浅层向下刺入深层的操作谓之“插”，从深层向上引退至浅层的操作谓之“提”，如此反复地上下纵向运动的行针手法，称为提插法。使用提插法时，要注意提插时的指力、幅度、频率应均匀一致。幅度不宜过大，一般以 0.9～1.5 cm 为宜；频率不宜过快，每分钟 60 次左右；保持针身垂直，不改变针刺角度、方向和深度。一般认为行针时提插的幅度大，频率快，刺激量就大；反之，提插的幅度小，频率慢，刺激量就小。提插幅度的大小、层次的变化、频率的快慢和操作时间的长短，应根据患者的体质、病情、腧穴部位和针刺目的等不同情况灵活掌握。

(2)捻转法：将针刺入腧穴一定深度后，施以向前向后捻转动作的操作手法。这种使针在腧穴内反复前后来回旋转的行针手法，称为捻转法。使用捻转法时，指力要均匀，捻转的角度以 180°～360°为宜，不能单向捻针，否则针身易被肌纤维等缠绕,引起局部疼痛或导致滞针而出针困难。一般认为捻转角度大,频率快,刺激量大;捻转角度小,频率慢,刺激量小。捻转角度的大小、频率的快慢、时间的长短等,需根据患者的体质、病情、腧穴的部位、针刺目的等具体情况而定。

2.辅助手法

行针的辅助手法,是针刺时用以辅助行针的操作方法,常用的有以下几种。

(1)循法是以左手或右手于所刺腧穴的四周或沿经脉的循行部位,进行徐和地循按或循摄的方法。此法在未得气时用之可通气活血,有行气、催气之功,若针下过于沉紧时,用之可宣散气血,使针下徐和。

(2)弹针法是将针刺入腧穴后,以手指轻轻弹针柄,使针身产生轻微的震动,而使经气速行的方法。本法有催气、行气的作用。

(3)刮柄法:指毫针刺入一定深度后,经气未至,以拇指或示指的指腹抵住针尾,用拇指或示指或中指指甲,由下而上或由上而下频频刮动针柄的方法。本法在不得气时,用之可激发经气,促使得气;如已得气者,可以加强针刺感应的传导和扩散。

(4)摇柄法:是将针刺入后,手持针柄进行摇动,如摇橹或摇辘轳之状,可起行气作用。其法有二:一是直立针身而摇,以加强得气的感应;二是卧倒针身而摇,使经气向一定方向传导。

(5)飞法:针后不得气者,用右手拇、示指持针柄,细细捻搓数次,然后张开两指,一搓一放,反复数次,状如飞鸟展翅,故称飞法。本法的作用在于催气、行气,并使针刺感应增强。

(6)震颤法:指针刺入一定深度后,右手持针柄,用小幅度、快频率的提插手法,使针身轻微震颤的方法。本法可促使针下得气,增强针刺感应。

(八)得气

1.得气的临床表现

患者感觉腧穴局部酸、麻、胀、重等,有时会有不同程度的感应扩散或传导。医师感觉针下沉重、紧涩等。

2.得气的意义

得气与否以及得气迟速与疗效密切相关。一般而言,得气迅速,疗效好;得气较慢,疗效差;若不得气,可能无效。得气是针刺产生治疗作用的关键,也是判断患者机体正气盛衰、病邪轻重、疾病预后等的依据。

3.影响得气的因素

得气的强弱,因人、因病、因穴而异。得气的强弱,应以患者感觉舒适、疗效显著为原则。患者的体质和病情、医师的取穴准否和操作手法等均可影响得气。新病、体形强壮、病证属阳属实者，针下得气较快、较强；久病、体衰、病证属阴属虚者，针下得气较慢、较弱，甚或不得气。多数患者机体阴阳之气无明显偏颇者，得气感应适时而平和，既不迟钝，也不过敏。有的患者阳气偏盛，容易得气，并可出现循经感传。有的患者阴气偏盛，多需经过一定的行针过程才有感应。医师如取穴不准确，或操作不熟练，或未能掌握好针刺的角度、方向、深度和强度，或安排体位不当等，都会影响针刺不能得气或得气较慢、较弱。晴天、温暖时，容易得气；阴天、寒冷时，得气较慢或不易得气。

4.促使得气的方法

针后迟迟不得气时，可用候气、催气等方法促使其得气。候气是指长时间地将针留置于腧穴内，或间歇提插和捻转，等候气至的方法。催气是指运用各种针刺手法，如均匀地进行提插、捻转，或以摇、弹、循、刮等法激发经气，催促气至的方法。

(九)针刺补泻

补法是泛指能鼓舞人体正气，使低下的功能恢复旺盛的方法。泻法是泛指能疏泄病邪，使亢进的功能恢复正常的方法。针刺补泻就是通过针刺腧穴，采用适当的手法激发经气以补益正气，疏泄病邪而调节人体脏腑经络功能，促使阴阳平衡而恢复健康。常用的补泻手法如下。

1.单式补泻手法

(1)捻转补泻：针下得气后，捻转角度小，用力轻，频率慢，操作时间短者为补法；捻转角度大，用力重，频率快，操作时间长者为泻法。也有以左转时角度大，用力重者为补；右转时角度大，用力重者为泻。

(2)提插补泻：针下得气后，先浅后深，重插轻提，提插幅度小，频率慢，操作时间短者为补法；先深后浅，轻插重提，提插幅度大，频率快，操作时间长者为泻法。

(3)疾徐补泻：进针时徐徐刺入，少捻转，疾速出针者为补法；进针时疾速刺入，多捻转，徐徐出针者为泻法。

(4)迎随补泻：进针时针尖随着经脉循行去的方向刺入为补法；针尖迎着经脉循行来的方向刺入为泻法。

(5)呼吸补泻：患者呼气时进针，吸气时出针为补法；吸气时进针，呼气时出针为泻法。

(6)开阖补泻:出针后迅速揉按针孔为补法;出针时摇大针孔而不揉按为泻法。

(7)平补平泻:进针得气后,施以均匀的提插、捻转手法,适用于虚实不明显或虚实夹杂的病证。

2.复式补泻手法

(1)烧山火法:将针刺入腧穴应刺深度的上1/3(天部),得气后行捻转补法或紧按慢提九数;再将针刺入中1/3(人部),如上施术;然后将针刺入下1/3(地部),如上施术;继之退至浅层,称为一度。如此反复操作数度,使针下产生热感。在操作过程中,可配合呼吸补法。多用于治疗冷痹顽麻、虚寒性疾病等。

(2)透天凉法:先将针刺入腧穴应刺深度的下1/3(地部),得气后行捻转泻法或紧提慢按六数;再将针紧提至中1/3(人部),如上施术;然后将针紧提至上1/3(天部),如上施术,称为一度。如此反复操作数度,使针下产生凉感。在操作过程中,可配合呼吸泻法。多用于治疗热痹、急性痈肿等实热性疾病。

(十)留针与出针

1.留针

留针指进针后,将针置穴内不动,以加强针感和针刺的持续作用,留针与否和留针时间的长短依病情而定。一般病症,只要针下得气,施术完毕后即可出针或酌留10～20分钟。但对一些慢性、顽固性、疼痛性、痉挛性病证,可适当增加留针时间,并在留针中间间歇行针,以增强疗效。留针还可起到候气的作用。

2.出针

留针时间已到,针下轻滑,即可出针;如针下仍沉紧者,则稍稍向上提针,待针下轻滑时出针。出针时押手持消毒干棉球轻压针刺部位,刺手拇、示指持针柄,将针退出皮肤后,立即用棉球按压针孔,以防止出血,最后检查针数,防止遗漏。

(十一)针刺异常情况的处理和预防

1.晕针

(1)原因:患者精神紧张、体质虚弱、饥饿疲劳、大汗、大泻、大出血后,或体位不当,或医师手法过重而致脑部暂时缺血。

(2)症状:患者突然出现精神疲倦、头晕目眩、面色苍白、恶心欲呕、多汗、心慌、四肢发冷、血压下降、脉象沉细或神志昏迷、仆倒在地、唇甲青紫、二便失禁、脉微细欲绝。

(3)处理:首先将针全部取出,使患者平卧,头部稍低,注意保暖,轻者在饮温开水或糖水后即可恢复正常;重者在上述处理的基础上,可指掐或针刺人中、素髎、内关、足三里,灸百会、气海、关元等穴,必要时应配合其他急救措施。

(4)预防:对于初次接受针刺治疗和精神紧张者,应先做好思想工作,消除顾虑;正确选择舒适持久的体位(尽可能采取卧位),取穴不宜太多,手法不宜过重;对于过度饥饿、疲劳者,不予针刺。留针过程中,医师应随时注意观察患者的神色,询问患者的感觉,一旦出现晕针先兆,可及早采取处理措施。

2.滞针

(1)原因:患者精神紧张。针刺入后,局部肌肉强烈收缩,或因毫针刺入肌腱,行针时捻转角度过大或连续进行单向捻转而使肌纤维缠绕针身。

(2)现象:进针后,出现提插捻转及出针困难。

(3)处理:嘱患者消除紧张状态,使局部肌肉放松。因单向捻转而致者,需反向捻转。如属肌肉一时性紧张,可取针一段时间,再行捻转出针。也可以按揉局部,或在附近部位加刺一针,转移患者注意力,随之将针取出。

(4)预防:对精神紧张者,先做好解释工作,消除紧张顾虑,进针时避开肌腱,行针时捻转角度不宜过大,更不可单向连续捻转。

3.弯针

(1)原因:医师进针手法不熟练,用力过猛,或碰到坚硬组织;留针中患者改变体位;针柄受到外物的压迫和碰撞以及滞针未得到及时正确的处理。

(2)现象:针身弯曲,针柄改变了进针时刺入的方向和角度,提插捻转及出针均感困难,患者感觉疼痛。

(3)处理:如为轻微弯曲,不能再行提插捻转,应慢慢将针退出;弯曲角度过大时,应顺着弯曲方向将针退出;如因患者改变体位而致,应嘱患者恢复原体位,使局部肌肉放松,再行退针,切忌强行拔针。

(4)预防:医师进行手法要熟练,指力要轻巧,患者体位要舒适,留针时不得随意改动体位,针刺部位和针柄不能受外物碰撞和压迫,如有滞针及时正确处理。

4.断针

(1)原因:针具质量欠佳,针身或针根有剥蚀损坏;针刺时,针身全部刺入;行针时,强力捻转提插,肌肉强烈收缩或患者改变体位;滞针和弯针现象未及时正确处理。

(2)现象:针身折断,残端留在患者体内。

(3)处理:嘱患者不要紧张,不要乱动,以防断端向肌肉深层陷入。如断端还在体外,可用手指或镊子取出;如断端与皮肤相平,可挤压针孔两旁,使断端露暴体外,用镊子取出;如针身完全陷入肌肉,应在X线下定位,外科手术取出。

(4)预防:认真检查针具,对不符合质量要求的应剥剔出不用。选针时,针身的长度要比准备刺入的深度长5分。针刺时,不要将针身全部刺入,应留一部分在体外。进针时,如发生弯针,应立即出针,不可强行刺入。对于滞针和弯针,应及时正确处理,不可强行拔出。

5.血肿

(1)原因:针尖弯曲带钩,使皮肉受损或针刺时误伤血管。

(2)现象:出针后,局部呈青紫色或肿胀疼痛。

(3)处理:微量出血或针孔局部小块青紫,是小血管受损引起,一般不必处理,可自行消退。如局部青紫较重或活动不便者,在先行冷敷止血后再行热敷,或按揉局部,以促使局部瘀血消散。

(4)预防:仔细检查针具,熟悉解剖部位,避开血管针刺。

(十二)针刺注意事项

(1)过于饥饿、疲劳、精神高度紧张者,不行针刺。体质虚弱者,刺激不宜过强,并尽可能采取卧位。

(2)怀孕3个月以下者,下腹部禁针。3个月以上者,上下腹部、腰骶部及一些能引起子宫收缩的腧穴如合谷、三阴交、昆仑、至阴等均不宜针刺。月经期间,如月经周期正常者,最好不予针刺。月经周期不正常者,为了调经可以针刺。

(3)小儿囟门门未闭时,头顶部腧穴不宜针刺。此外因小儿不能配合,故不宜留针。

(4)避开血管针刺,防止出血;常有自发性出血或损伤后出血不止的患者不宜针刺。

(5)皮肤有感染、溃疡、瘢痕或肿瘤的部位不宜针刺。

(6)防止刺伤重要脏器。①针刺眼区腧穴,要掌握一定的角度和深度。不宜大幅度提插捻转或长时间留针,以防刺伤眼球和出血。②背部第十一胸椎两侧,侧胸(胸中线)第八肋间,前胸(锁骨中线)第六肋间以上的腧穴,禁止直刺、深刺,以免刺伤心、肺,尤其对肺气肿患者,更需谨慎,防止发生气胸。③两胁及肾区的腧穴,禁止直刺、深刺,以免刺伤肝、脾、肾脏,尤以肝、脾大患者,更应注意。④对于胃溃疡、肠粘连、肠梗阻患者的腹部和尿潴留患者的耻骨联合区,必须注意针刺的角度、深度,如刺法不当,也可能刺伤胃肠道和膀胱,引起不良后果。⑤针刺顶部及背部正中线第一腰椎以上的腧穴，如进针角度、深度不当。易误伤延髓和脊髓，引起严重后果。针刺这些穴位至一定深度如患者出现触电感向四肢或全身放射，应立即退针，切忌捣针。

二、电针法

电针法是指将毫针刺入腧穴得气后，再通以接近人体生物电的脉冲电流，利用针和电的两种刺激，激发调整经络之气，以防治疾病的方法。电针法于20世纪50年代开始在我国广泛应用，具有省时省力、可客观控制刺激量、提高疗效等优点。

（一）操作方法

电针仪的种类繁多。虽然每种电针仪具有不同的特点，但操作程序基本相似。

1.取穴

电针法的处方配穴与毫针刺法相同，一般选用同侧肢体的1～3对穴位为宜。

2.操作程序

（1）先按毫针操作程序，将毫针刺入穴位，并寻到得气感应。

（2）将电针仪（输出电位器已经调至“0”位）输出导线的一对电极分别接在一对毫针针柄上。一般将同一对输出电极连接在身体的同侧，在胸、背部的穴位上使用电针时，不可将2个电极跨接在身体两侧，避免电流回路经过心脏。如遇只需单穴电针时，可将一个电极接在该穴的毫针上，另一个电极接在用水浸湿的纱布上，作无关电极。

（3）打开电源，选好波形，逐渐加大电流强度，以免给患者造成突然的刺激。

（4）通电时间一般20分钟左右。

（5）结束电针治疗时，应先将电针仪输出电位器退回“0”位，然后关闭电源开关，取下导线，最后按一般毫针起针方法将针取出。

3.电流的刺激强度

通常以患者能够承受为宜，应使患者局部肌肉呈节律性收缩，或伴有酸、胀、麻、热等感觉。有些患者会出现电针的感应与疗效逐渐降低的“电针耐受”现象，可通过适当加大输出电流量，或采用间歇通电法加以防范。

4.疗程

一般7～10次为1个疗程，每天或隔天1次。急症患者每天可治疗1～2次。

疗程间隔3～5天。

(二)电针刺激参数的作用

电针仪输出的是脉冲电，脉冲电是指在极短时间内出现的电压或电流的突然变化。临床上常用的电针输出波形为连续波、疏密波和断续波。

1.连续波

有节律发出的一种连续波形，分密波与疏波。

(1)密波：频率为每秒50～100次的连续波为密波。具有降低神经应激功能、止痛、镇静、缓解肌肉和血管痉挛、针刺麻醉等作用。常用于治疗各种痛证、肌肉痉挛、癫狂、失眠等。

(2)疏波：频率为每秒2～5次的连续波为疏波。其刺激作用较强，具有提高肌肉韧带的张力，促进肌肉充分收缩的作用。常用于治疗痿证和各种肌肉、关节、韧带、肌腱的损伤等。

2.疏密波

疏波、密波自动交替出现的一种波形。该波形能克服单一波形易产生适应的缺点。具有增加代谢，促进气血循环，改善组织营养，消除炎症水肿的作用。常用于治疗扭挫伤、关节周围炎、坐骨神经痛、面瘫、肌无力、局部冻伤等。

3.断续波

有节律时断、时续的一种波形。该波形不易使机体产生适应，动力作用颇强，具有提高肌肉组织的兴奋性，促进横纹肌收缩的作用。常用于治疗痿证、瘫痪等。

(三)适应范围

电针的适应范围和毫针刺法基本相同，临床常用于治疗各种痛证、痹证及内脏功能失调以及癫狂和神经、肌肉、韧带、关节的损伤性疾病等。

(四)注意事项

(1)电针仪使用前必须检查其性能是否良好，输出值是否正常。

(2)调节电针电流时，应逐渐从小到大，不可突然增强，以防止引起肌肉强烈收缩，造成弯针、折针或晕针等，年老体弱、精神紧张者尤应注意。

(3)电针仪器最大输出电压在40 V以上者，最大输出电流应限制在1 mA以内，防止发生触电事故。

(4)不宜将经过温针之后的毫针用作电针，因表面氧化、质地变脆、导电性下降，容易引发事故。

(5)应避免电针电流回路经过心脏。安装心脏起搏器者,应禁用电针。

(6)孕妇慎用电针。

三、三棱针法

三棱针法是指用三棱针为主要工具刺破血络或腧穴,放出适量血液,或挤出少量液体,或挑断皮下纤维组织以治疗疾病的方法。其中以放出适量血液治疗疾病的方法属刺络法或刺血法,又称放血疗法。三棱针法有点刺法、刺络法、散刺法和挑刺法 4 种。临床医家在“宁失其穴,毋失其络”的理论指导下,治疗效果明显提高,治疗范围不断扩大,机制研究逐步深入,使三棱针法越来越受到医学界的重视。

(一)针具

三棱针采用不锈钢制成,全长 6.5 cm,针柄较粗呈圆柱体,由于针身呈三棱锥体,尖端三面有刃,针尖锋利,故称三棱针。由古代九针中的锋针发展而来。新的针具在使用前应在细磨石上磨至锐利,称为“开口”。常用规格有大号和小号两种,按粗细又可分为大、小 2 个型号。大号针直径为 2.6 mm,小号针直径为 1.6 mm。临床应根据患者的体质及不同的病情灵活选用。三棱针用久会变钝,使用前应磨至锐利,以减轻进针时患者的痛苦。针具使用前应进行灭菌或消毒处理,可采用高温灭菌,或将针具用 75%乙醇浸泡 30 分钟消毒。

(二)取穴部位选择

三棱针放血疗法取穴部位有 3 种。其一,循经取穴放血,病在何经,就取何经穴位放血。其二,表里经取穴放血,某经有病,取与该经相表里的经脉穴位放血。其三,局部取穴放血,病在何处就在该处放血。临床中三棱针治疗疾病时的常用穴位排在前 5 位的是:五输穴、阿是穴、经外奇穴、背俞穴、大椎穴。其中五输穴、经外奇穴、阿是穴等在三棱针法治疗疾病时使用率较高。

(三)操作方法

一般以右手持针,用拇、示两指捏住针柄中段,中指指腹紧靠针身的侧面,露出针尖 3～5 mm。针具和针刺部位消毒后,可按疾病的需要,选用不同的刺法。

(1)点刺法:用三棱针快速刺入人体特定部位后快速出针,以治疗疾病的方法。点刺前,可在被刺部位或其周围用推、揉、挤、捋等方法,使局部充血。点刺时,用一手固定被刺部位,另一手持针,露出针尖 3～5 mm,对准所刺部位快速刺入并迅速出针,进出针时针体应保持在同一轴线上。点刺后可放出适量血液或黏液，也可辅以推挤方法增加出血量或出液量。此法多用于指趾末端、面部和耳部，如井穴、四缝、十宣、印堂、攒竹、耳尖等穴位。

(2)刺络法：用三棱针刺破人体特定部位血络，放出适量的血液，以治疗疾病的方法。刺络前，可在被刺部位或其周围用推、揉、挤、捋等方法，四肢部位可在被刺部位的近心端以止血带结扎，使局部充血。刺络时，用一手固定被刺部位，另一手持针，露出针尖 3～5 mm 对准所刺部位快速刺入后出针，放出适量血液，松开止血带。

(3)散刺法：用三棱针在人体病变局部及其周围进行多点点刺，以治疗疾病的方法。用一手固定被刺部位，另一手持针在施术部位点刺多点。根据病变部位大小的不同，由病变外缘环形向中心点刺，可刺 10～20 针，以促使瘀血或水肿的消除。此法多用于局部瘀血、血肿或水肿、顽癣等。

(4)挑刺法：也称针挑法。此法是以三棱针挑断皮肤或皮下纤维组织，以治疗疾病的方法。用一手固定被刺部位，另一手持针以 15°～30°角刺入一定深度后，上挑针尖，挑破皮肤，并挑断皮下部分纤维组织，然后出针，覆盖敷料。此法多用于阳性反应点或阿是穴，以治疗肩周炎、失眠、胃病、颈椎病、支气管哮喘、血管神经性头痛等。

施术后，宜用无菌干棉球或棉签擦拭或按压。中等量或大量出血时，可用敞口器皿盛接，所出血液应作无害化处理。三棱针治疗出血量计量有 4 种。微量：出血量在 1.0 mL 以下(含 1.0 mL)。少量：出血量在 1.1～5.0 mL(含 5.0 mL)。中等量：出血量在 5.1～10.0 mL(含 10.0 mL)。大量：出血量在 10.0 mL 以上。

(四)适应证

三棱针刺络放血具有通经活络、开窍泻热、消肿止痛、祛风止痒、泻火解毒等作用，主要用来治疗急症、实证、热证、瘀证及疼痛性疾病，具体的可划为急性病毒感染性、急性细菌感染性疾病，退行性病变，内分泌及功能失调性疾病，神经性病变，血管性病变。临床中既可辨证取穴又可直接作用于病患局部，因势利导，将体内的实邪直接祛除，有立竿见影的效果。

近年来对三棱针法的运用既有继承，更有创新，拓宽了治疗范围，扩大了适应证。其主治病症包括了内、外、妇、儿、五官等临床各科，且疗效卓著。适应证：眼睑炎、带状疱疹、痤疮、扭伤、急性结膜炎、急性扁桃体炎、头痛、发热、腮腺炎、乳腺炎。可见三棱针治疗疾病以热、毒、痛症为主。

(五)注意事项

(1)对患者要做必要的解释工作，以消除思想顾虑，尤其是对放血量较大者，患者宜适当休息后离开。关于出血量多少的问题，临床中因病而异，因人而异，灵活掌握刺血量，提高疗效。

(2)针具和刺血部位必须严格消毒，防止感染。

(3)操作时手法宜轻、宜稳、宜准、宜快，不可用力过猛，防止刺入过深、创伤过大，损害其他组织，更不可伤及大动脉。

(4)体弱、贫血、低血压、低血糖、妇女怀孕和产后等，均要慎重使用。凡有出血倾向或血管病及肝肾或心脏有严重疾病者禁用本法。重度下肢静脉曲张、血管瘤处也应禁用三棱针法。

(5)医师避免接触患者所出血液。

(6)凝血机制障碍的患者禁用。

(7)不明原因的肿块部位禁用。

四、皮肤针法

皮肤针法是丛针浅刺法，由以特制的多支短针组成的皮肤针叩刺人体体表穴位或某些部位，以调整脏腑功能，通行气血，平衡阴阳以防治疾病的一种外治方法。

(一)针具

皮肤针是呈小锤状的针具，由针柄、针头(嵌装针组的部分)、针组(由 5～18 支不锈钢短针组成一束，是刺激皮肤的部分)3 部分组成。针柄要求坚固，富有弹性，可由竹子、塑料、木头、有机玻璃及牛角等材料制成，一般长 15～19 cm。可根据针柄的软硬程度分为软柄皮肤针和硬柄皮肤针。针尖要求利而不锐，圆而不钝，全束针头应保持平齐，无偏斜、钩曲、锈蚀和缺损。皮肤针因针组镶嵌的短针数量不等，其名称也各异。针组镶嵌 5 枚短针者，称“梅花针”，7 枚针者为“七星针”，18 枚针者为“罗汉针”。另外在梅花针的基础上，用金属改制成的圆筒外壁上，均匀固定若干排短针(百余根)，筒的中轴处连接一个手柄，用以推拉滚筒，称为“滚针筒”。一般筒长 5～6 cm，直径 3～4 cm，柄长 15～20 cm。

(二)针具的检查和消毒

针具在使用前，应先用脱脂干棉球轻沾针尖检查，如果针尖有钩或有缺损时，则有棉絮丝被带动。针具检查后进行消毒，可用 75%乙醇浸泡针 30 分钟以上。其他如将针具采用煮沸消毒、高压消毒亦可，或采用紫外线照射灭菌。临床上皮肤针在使用后即浸泡于 75%乙醇中，使用时需用挤干的消毒乙醇棉球稍擦即可。施术部位可用 75%乙醇或 0.5%碘伏棉球在施术部位消毒。强刺激部位宜用0.5%碘伏棉球消毒。医师双手应用肥皂水清洗干净,再用75%乙醇棉球擦拭。

(三)针刺方法

1.叩刺

(1)持针方式:硬柄和软柄两种皮肤针持针方式略有不同。硬柄皮肤针的持针式是用拇指和中指挟持针柄两侧,示指置于针柄中段上面,无名指和小指将针柄固定在小鱼际处;软柄皮肤针的持针式是将针柄末端固定在掌心,拇指在上,示指在下,其余手指呈握拳状握住针柄。

(2)叩刺方法:第一,运用腕部弹力,使针尖刺到皮肤后,由于作用力而使针弹起,这样可减轻针刺部位的疼痛;第二,针尖起落要呈垂直方向,即将针垂直地向下刺,垂直地提起,防止针尖斜着刺入和向后拖拉着起针,以免增加患者的疼痛;第三,叩刺的速度和力度要求均匀,防止快慢不一,用力不匀地乱刺,根据临床需要,可按一定路线成行叩击,也可以在一定范围内环形叩击,或在一个点上进行重点叩击。

(3)叩刺部位可分为3种。一种是局部叩刺,即在病变局部按经脉循行叩刺,或在病变局部由外转向中心叩刺,如皮肤病、脱发、网球肘等均可采用此法叩刺;另一种按经脉辨证循经取穴,如头痛,可根据疼痛部位循经取穴叩刺;还有一种是整体叩刺,即先刺脊柱两旁,由背至骶,后刺项部及病变局部,类风湿性关节炎患者常采用此法叩刺。对某些病变在脊柱附近及其他有关部位上所出现的一些特殊所见,如条索状物、结节等,均为重点叩刺部位。上述3种方法既可单独应用,也可结合应用。

(4)各部位的具体叩刺顺序如下。

头部:按督脉、膀胱经、胆经各经的循行,由前发际刺至后发际,两侧额部则由上向下叩刺。

颈部:沿着颈椎两旁,由上向下叩刺。

肩胛部:先由肩胛骨内缘从上向下刺,其次在肩胛冈上缘由内向外叩刺,最后由肩胛冈下缘,向内后外叩刺。

脊背部:沿着脊柱两侧膀胱经第一、二侧线由上向下叩刺。

骶部:由尾骨尖向外上方叩刺,每一侧叩刺三行。

臀部:由内上向外下叩刺。

四肢:按十二经脉循行叩刺,在关节周围可进行环形叩刺。

眼部:从眉头沿眉毛向眉梢叩刺,从目内眦分别沿上下眼睑刺至目外眦。

鼻部：以两侧鼻翼上方软骨部为重点。

耳部：以耳垂后和耳前为重点。

胸部：沿正中线从上向下叩刺，沿肋骨由内向外叩刺。

腹部：纵横交叉叩刺。

腹股沟部：沿腹股沟由外上向内下叩刺。

2.滚刺

手持滚刺筒的筒柄，将针筒在需要滚刺的部位皮肤上来回滚动，滚动时的压力和速度力求均衡，并避免在骨骼突起处来回滚动，使刺激范围成为一个狭长的面或一片广泛的区域。

3.刺激强度

刺激强度是根据刺激的部位、患者的体质和病情的不同而决定的，一般分弱、强、中等3种。

(1)弱刺激：用较轻的腕力叩刺，冲力小，针尖接触皮肤时间较短，局部皮肤略见潮红，患者无疼痛感觉。适用于年老体弱、小儿、初诊患者，以及头面五官肌肉浅薄处。

(2)强刺激：用较重的腕力叩刺，冲力大，针尖接触皮肤时间稍长，局部皮肤可见出血，患者有明显疼痛感觉。适用于年轻体壮者，以及肩、背、腰、臀、四肢等肌肉丰厚处。

(3)中等刺激：叩击的腕力介于强、弱刺激之间，冲力中等，局部皮肤潮红，但无出血，患者稍觉疼痛。适用于多数患者，除头面五官等肌肉浅薄处，其他部位均可选用。

4.皮肤针治疗间隔时间

皮肤针治疗间隔时间根据病情需要而定，弱刺激和中等刺激治疗时，可1次/天或2次/天；强刺激治疗时，可1次/天或隔天1次。

(四)适应证

皮肤针应用范围广，可以激发经络功能，调整脏腑气血，故主要用于头痛、失眠、痴呆、脑瘫、弱智、中风偏瘫、面瘫、高血压病、颈椎病、肩周炎、胸胁病、腰腿痛、胃脘痛、腹痛、痹证、荨麻疹、斑秃、肌肤麻木、阳痿、痛经、斜视、远视、近视等。治疗时可以单独应用皮肤针，也可以采用复合疗法，即皮肤针拔罐、电皮肤针及皮肤针配合药物疗法。

(五)注意事项

(1)针刺前对患者做好解释工作，说明针刺时稍有痛感是正常现象，以免患者紧张;对慢性病治疗不能一次奇效,要坚持治疗。

(2)施术前检查针具,如针尖有钩曲、不齐、缺损等,应及时修理或更换,方可使用。针刺前针具及针刺部位(包括穴位)均应消毒。叩刺后皮肤如有出血,须用消毒干棉球擦拭干净,保持清洁,以防感染。

(3)患者精神紧张、大汗后、劳累后或饥饿时不宜使用本法治疗。

(4)皮肤针治疗后,可配合拔罐疗法。

(5)叩刺时针尖与皮肤应垂直,用力均匀,避免斜刺或钩挑,以减轻疼痛。

(6)皮肤局部有创伤、溃疡、瘢痕形成等,不宜使用本法治疗。

(7)医师勿接触患者所出血液。治疗过程中出血较多时,患者要适当休息后才能离开。

(8)注意晕针的预防和处理。患者采取卧位可预防晕针。若发生晕针应立即停止叩刺,使患者呈头低脚高位,注意保暖,必要时可饮用温开水或温糖水,或掐按水沟、内关等穴,即可恢复。严重时按晕厥处理。

五、皮内针法

皮内针法又称埋针法,是以特制的小型针具刺入并固定于腧穴部位的皮内,较长时间留针的一种方法,又称留针法。针刺入皮肤后,固定留置一定的时间,给皮肤以弱而长时间的刺激,可调整脏腑经络的功能,达到防治疾病的目的,适用于需要持续留针的慢性疾病以及经常发作的疼痛性疾病。

(一)针具

皮内针是用不锈钢制成的小针,主要有揿钉式和颗粒式两种。

1.揿钉式皮内针

针身长 2.0~2.5 mm,针身直径 0.28~0.30 mm(30~32 号),针柄呈圆形,其直径 4 mm,针身与针柄垂直。临床以针身长度 2 mm 和针身粗细为直径 0.28 mm(32 号)者最常用。多用于面部及耳穴等须垂直浅刺的部位,也可用于皮肤屈伸度较大的部位。

2.颗粒式皮内针

针身长 5 mm,针身直径 0.28 mm(32 号),针柄呈圆形,其直径 3 mm,针身与针柄在同一平面。可应用于身体大部分皮肤平坦、屈伸度不大的部位,头颈背部及四肢均可埋针。

(二)操作方法

1.定位

根据不同的疾病部位,选取不同的穴位。对于痛症,一般以局部取穴为主;对于各类慢性疾病,可取相应的背俞穴。

2.消毒

无菌操作,局部常规消毒。

3.进针方法

(1)揿钉式皮内针:用镊子夹住针柄,将针尖对准穴位,垂直刺入,然后以1.0 cm×1.0 cm胶布将针柄固定于皮肤,要求圆环平整地贴在皮肤上,并用指腹按压,无刺痛即可。

(2)颗粒式皮内针:以左手拇、示指按压穴位上下皮肤,稍用力将针刺部皮肤撑开固定,右手用镊子的尖端夹持皮内针圆环中之针体,对准腧穴与皮肤成15°角横刺入皮内5～7 mm,皮内针之方向与经脉走向成"十"字交叉,经脉循行自上而下,针则自左向右,或自右向左横刺。皮内针刺入皮内后,在露出皮外部分粘贴一块小方形(1.0 cm×1.0 cm)胶布,再用一条较前稍大的胶布固定,皮肤过敏者,可选用特殊材质的防过敏胶布,然后用指腹轻轻按压皮内针,以检查是否有刺。如有刺痛可剥去胶布,用镊子把皮内针退出少许,再用指腹按压是否还有刺痛。如无刺痛,则胶布如前固定。

4.埋针时间

皮肤针埋藏的时间一般为1～2天,多者6～7天,暑热天不宜超过2天,平时注意检查,以防感染。埋针期间,可每天每隔4小时用手按压1～2分钟,以增加刺激,提高疗效。

5.取针

取针时用镊子夹住皮下有针体的一头胶布,并向另一头方向剥离,皮内针即能退出。

(三)适应证

本法可以调整经络脏腑功能,故适用于一些需要久留针的慢性顽固性疾病和经常发作的疼痛性疾病,如高血压、偏头痛、神经衰弱、顽固性失眠、三叉神经痛、面肌痉挛、支气管哮喘、胃脘痛、胆绞痛、关节痛、牙痛、软组织损伤、月经不调、痛经、小儿遗尿、咳嗽等。此外,还用于解毒、减肥。

(四)注意事项

(1)埋针要选择易于固定和不妨碍肢体活动的部位,关节附近不宜埋针,胸腹部因呼吸运动时会活动，亦不宜埋针。

(2)埋针期间针处不可着水，避免感染；热天出汗较多，埋针时间勿过长，以防感染；发现感染应及时处理。

(3)埋针后，如患者感觉疼痛或妨碍肢体活动时，应将针取出，改选穴位重埋。

六、火针法

火针法是用一种特制的针具，经加热烧红后采用一定的手法刺入人体腧穴或患处的一种针灸治疗方法，具有温通经络、扶正助阳、祛邪引热的功效，临床可单独或与其他针法结合应用。

(一)针具

火针根据临床的需要分为粗、中粗、细3类。细火针针体直径不超过0.5 mm，适用于面部、四肢等皮肉浅薄部位。中粗火针直径0.8 mm，除面部穴位及肌肉浅薄的部位外，其他部位包括四肢、躯干、所有压痛点和病灶周围均可应用。粗火针直径1.1 mm或更粗，主要用于针刺病灶部位，如窦道、痔漏、淋巴结核、痈疽、乳痈、臁疮、腱鞘囊肿、皮肤病变等。

(二)基本操作方法

医师确定好穴位或针刺部位以后，因75%乙醇局部消毒，以点燃的酒精灯为火源，左手将火源移近针刺的穴位或部位，右手以握笔式持针，将针尖针体伸入火焰的外层，根据针刺深度，确定针体烧红的长度。将针烧至通红时，迅速将针刺入穴位，并迅捷地将针拔出，这一过程不超过1秒。一般情况下不留针，特殊情况需留针时可配合行针手法。出针后需要用干棉球按压针孔片刻。进针深度由针刺部位、疾病、体质等多因素决定，胸背部一般不超过3 mm，四肢可刺入超过10 mm。

(三)刺法

1.经穴刺法

根据临床表现辨证选穴，在经穴上施以火针。主要适用于内科疾病，针具以细火针、中粗火针为主。进针的深浅较毫针要相对浅一些。

2.痛点刺法

根据临床症状，辨证归经，在经络上选择一定的穴位，或在病灶部位寻找最明显的压痛点，在该点上施以点刺。适用于各种肌肉、关节、神经痛，针具以中粗火针为主。进针的深度较经穴刺法可适当深一些。

3.密刺法

使用中粗火针密集地刺激病灶局部，密集程度取决于病变的轻重，病情重趋于密，每针相隔 1 cm；病情轻趋于疏，每针相隔 1.5 cm。主要适用于增生性、角化性皮肤疾病，如神经性皮炎等。针刺深浅要适度，一般以火针针尖透过皮肤病变组织而又刚接触到正常组织的深度为宜。

4.围刺法

火针围绕病灶行刺法，其进针点多选择在病灶与正常组织交界之处，主要适用于皮科、外科疾病，以中粗火针为宜，进针的间隔距离为 1.0～1.5 cm。针刺的深浅应视病灶深浅而定，有时可直接刺络脉出血，以祛除瘀滞，可促进局部红肿消退。

5.散刺法

以火针疏散地刺在病灶部位上，多用于治疗麻木、瘙痒、拘挛和痛证。一般每隔 1.5 cm 刺 1 针。

(四)行针手法

1.快针法

快针法是进针后迅速出针的一种最常用的火针刺法。火针法以快针法为主。一般都是进针后迅速出针，整个过程只需要 0.1 秒的时间。借助烧红的针体所带来的热力，激发经气、推动气血、温通经络。快出快入是火针的优势，它治疗疾病具有省时、痛苦短暂的优点。

2.慢针法

火针刺入穴位或部位后，停留一段较短的时间，然后再出针。留针时间多在1～5 分钟。在留针期间可行各种补泻手法。慢针法具有祛腐排脓、化瘀散结之功。主要适用于淋巴结核、肿瘤、囊肿等，以及各种组织坏死和异常增生一类的疾病。

(五)适应证与禁忌证

(1)适应证：本疗法在临床上可用于痹证、胃脘痛、胃下垂、腹泻、风疹、阳痿、妇科病、小儿疳积及扁平疣、痔疮等病证。

(2)禁忌证：精神过于紧张，饥饿、劳累及醉酒者；严重心脏病者；患有出血性疾病者；孕妇；糖尿病患者根据病情禁用或慎用。

(六)注意事项

(1)操作时注意避开大血管、内脏及重要器官。

(2)防止烧伤或火灾等意外事故。

(3)体质虚弱的患者应采取卧位;针后针孔可能发红、发痒,或有高出皮肤的红点,属于正常反应;告知患者针孔瘙痒时,勿搔抓,当天不要洗澡,保护针孔,穿宽松衣服,避免摩擦患处。

七、芒针法

芒针法是用芒针针刺一定的经络或腧穴以治疗疾病的方法,本法一般适用于普通毫针难以取得显著疗效,且必须用长针深刺的疾病。

(一)针具

芒针是一种特制的长针,用弹性韧性好的细不锈钢丝制成,因形状细长如麦芒,故称为芒针。芒针的结构与毫针相同,分为针尖、针身、针柄、针尾4个部分,但针身较长。芒针的长短、粗细规格主要是指针身而言。常用芒针的针体长度为10~20 cm,其粗细有26~32号。临床上29号(直径0.34 mm)、30号(直径0.32 mm)、32号(直径0.28 mm)的芒针用途较多。长度20 cm以上的芒针,临床上一般应用不多。根据病情需要和操作部位选择不同型号的芒针,所选择的芒针针体应光滑、无锈蚀,针尖宜端正不偏,光洁度高,尖中带圆。

(二)操作方法

1.进针

进针采用双手夹持进针法。应避免或减少疼痛。施术时,一方面要分散患者的注意力,消除恐惧心理,另一方面操作技术必须熟练。针刺前,将穴位局部皮肤进行常规消毒,刺手持针柄下端,押手的拇、示两指用消毒干棉球捏住针体下段以固定针体,露出针尖,并将针尖对准穴位,当针尖接近穴位皮肤时,利用指力和腕力,压捻结合,双手同时用力迅速将针刺入(图1-3)。根据不同穴位,缓慢运针,将针刺至所需深度。得气后可施以捻转、提插或捻转提插相结合的补泻手法,也可结合使用其他补泻手法。

2.针刺角度

(1)直刺法:芒针垂直刺入皮肤,直达人体深部。一般适用于腹部、臀部及肌肉丰厚处的穴位。

(2)斜刺法:进针时,针体与皮肤约成45°角倾斜刺入。一般适用于四肢、躯干、头项部、面部的穴位。

(3)平刺法:进针时,针体与皮肤约成15°角刺入。一般适用于头及背部等皮肤浅薄的穴位。

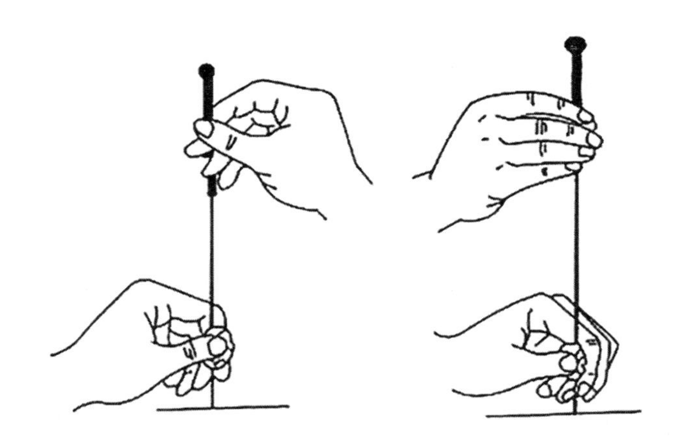

图 1-3　芒针进针法

3.捻转

当进针达到一定深度后，可以施行捻转手法。在针体进出过程中，始终使针处于捻转之下的转动状态。在捻转时务必轻捻慢进，左右交替，不能只向一方向捻转，不然会使肌纤维缠绕针身，造成患者疼痛或滞针现象。另外，按一定的规律捻转，结合轻重、快慢的不同要求，可以起到一定的补泻作用。

4.辅助手法

在针刺达到一定深度后，为寻求应有的针感可采用一些辅助方法。这主要靠押手的动作以及刺手的灵巧配合。方法是押手示指轻轻向下循按针身，如雀啄之状；同时刺手略呈放射状变换针刺方向，以扩大针感。

5.特殊方法

由于芒针针体较长，故在使用中有一些适合本身特点的刺法。主要有弯刺和透刺。

(1)弯刺：某些穴位由于其解剖位置特殊，不能直刺到一定深度，故需采取弯刺，即变换针刺方向的刺法。如刺天突穴时，可先直刺 0.5 寸左右，然后使针尖向下，沿胸骨后缘进针，可深刺 4～5 寸。这种刺法要求根据穴位的不同解剖特点，相应地改变押手所掌握的进针角度，以使针尖沿着变换的方向顺利刺入。

(2)透刺：透刺是芒针常用方法，采用此法可收到一针双穴，或一针多穴之效，如地仓透颊车、阳陵泉透阴陵泉、秩边透气冲。

6.出针

施针完毕后，应先缓慢将针提至皮下，再轻轻抽出，边退针边揉按针刺部位，以免出血或疼痛。若出针后血液从针孔迅速溢出或喷射者，为针尖刺破小动脉所致，应立即以干棉球按压出血处，直到出血停止。

7.治疗时间及疗程

每天1次，10次为1个疗程，疗程间休息3天。

(三)适应证与禁忌证

1.适应证

芒针法的适应范围与普通毫针相同，范围较广，一般用于普通毫针难以取效，必须深刺才能见效的疾病。如血管性头痛、脑血管意外后遗症、支气管哮喘、胃和十二指肠溃疡、胃下垂、风湿性或类风湿关节炎、多发性神经炎、三叉神经痛、运动神经元疾病、急性脊髓炎、外伤性截瘫、癫痫、精神分裂症、神经官能症、肩关节周围炎、脊椎病、坐骨神经痛、泌尿及生殖系统疾病等。

2.禁忌证

(1)诊断未明的急性疾病，切勿滥用芒针治疗，以免延误病情。

(2)过饥、过饱、酒醉、过度疲劳和某些不能合作的患者。

(四)注意事项

(1)对初次接受芒针治疗的患者，注意取穴宜少，手法宜轻。可先刺其不易看到的穴位，如腰部和臀部的穴位，以免患者紧张。

(2)芒针的进针要异常轻巧，利用钢丝的弹性，缓缓按压，以达到进针时最大限度地减轻疼痛或无痛。使良好的感应随着针体移动，有的放矢地达到相关部位。

(3)芒针治疗时，选穴要“少而精"，一般只需选用1～2个主要穴位即可，如坐骨神经痛取环跳、腰痛取带脉等。

(4)医师在施术过程中要专心，审慎从事，对肌肉过于紧张不易进针者，或皮肤过于松弛的部位，针刺时尤应小心，应尽量转移患者的注意力，避免产生疼痛。要密切观察患者的反应，防止晕针及其他事故的发生。

八、小针刀法

小针刀法是将西医外科手术疗法和中医针刺疗法进行有机结合而产生的一种既有外科手术剥离松解软组织粘连，又有针灸针刺激疏导经气的一种新疗法。它以闭合性手术理论、慢性软组织损伤性理论、骨质增生新病因学理论、经络实质新认识理论为其基础理论。小针刀法操作的特点是在治疗部位刺入深部到病变处进行轻松的切割，剥离有害的组织，以达到止痛祛病的目的，广泛应用于临床骨外科及部分内科病症的治疗。

(一)针具

目前临床常用的小针刀是由特种医用合金不锈钢经特殊工艺制作而成的，长 10～15 cm，针体多为圆柱形，直径为 0.4～1.2 mm，质硬略有弹性，刀口小面锋利，尾部是一个能准确掌握刀口运行位置和方向的刀柄，刀口线与刀柄平面处于同一平面内(图 1-4)。小针刀主要分为Ⅰ型、Ⅱ型、Ⅲ型 3 种型号。

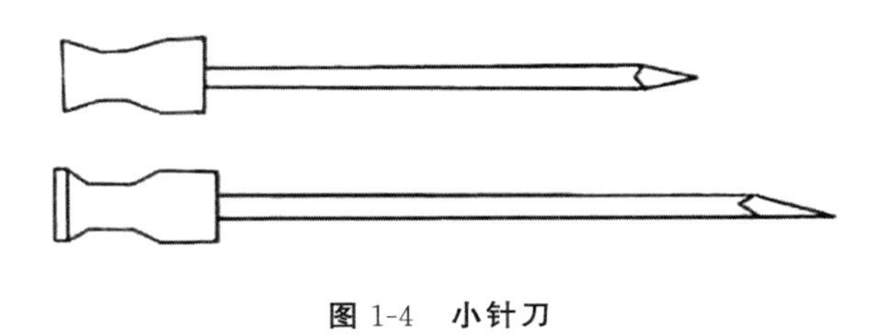

图 1-4 小针刀

(二)器械准备

相应型号的小针刀、无菌纱块少许、无菌小孔巾、棉签、医用胶布等。一般头颈、肩背、胸腹及四肢部位选择 4 号针刀，腰臀部位选择 3 号针刀。

(三)施术方法

1.持针法

术者的右手示指和拇指捏住刀柄，中指托住针体，置于针体的中上部位。环指和小指置于施术部位的皮肤上，作为针体在刺入时的一个支撑点，以控制针刺的深度。

2.进针四步

(1)定点：选择能准确取穴、方便操作，患者舒适、安全，能够持续治疗的体位，确定部位及进针点，用甲紫标记进针点后，以医用碘伏常规消毒皮肤，铺无菌小孔巾。定点的正确与否直接关系到治疗效果。

(2)定向：使刀口线与大血管、神经及肌纤维走向平行，将刀口压在进针点上。目的是避开神经、血管和重要脏器，确保手术安全进行。

(3)加压分离：右手拇指、示指捏住针柄，中指托住针体，稍加压力不使刺破皮肤，使进针点处形成一个长形凹陷，将神经、血管分离在刀刃的两侧，即在浅层部位有效地避开神经、血管。

(4)刺入：继续加压，当刀口下皮肤贴近骨质时，可感到一种坚硬感，稍一加压，即可穿过皮肤。此时进针点处凹陷基本消失，神经、血管即膨起在针体两侧，随后可根据需要施行手术治疗。当针刀刺入时，托住针体的右手其余 3 指应作为支撑，压在进针点附近的皮肤上，防止刀锋刺入过深，以免损伤深部重要神经、血管及健康组织和脏器。

3.进针角度、深度、量度

(1)角度：垂直90°，斜刺45°，沿皮刺(横刺或平刺)15°，透穴或皮层。

(2)深度：据针刺部位及病位决定针刀刺入深度。

(3)量度：慢性软组织损伤性疾病及骨质增生性疾病以针下松动无紧致感为度。

(四)适应证

(1)慢性软组织损伤引起的顽固性疼痛。

(2)部分骨质增生性疾病，如颈椎病、腰椎骨性关节炎、膝关节骨性关节炎等。

(3)肌肉、肌腱和韧带积累性损伤、肌紧张、损伤后遗症。

(4)某些脊柱相关性内脏疾病。

(5)部分关节内骨折和骨折畸形愈合。

(6)直线瘢痕痉挛，神经系统疾病。

(7)部分皮肤病，如湿疹、银屑病、神经性皮炎等。

(五)禁忌证

(1)一切严重的内科疾病发作期禁用。

(2)全身或局部有急性感染性疾病者禁用。

(3)患有恶性肿瘤者禁用。

(4)施术部位有重要血管或重要脏器，而施术时无法避开者禁用。

(5)患有血友病或其他出血倾向者禁用。

(6)血压较高，且情绪紧张者禁用。

(7)糖尿病血糖控制不良者禁用。

(六)注意事项

(1)严格掌握适应证与禁忌证。

(2)严格无菌操作，防止软组织感染或骨髓炎，必要时可术后应用抗生素。

(3)找准进针点，选择好合适的手术入路。

(4)通常不用局部麻醉，以免影响针感观察。

(5)酸、胀、酥感是小针刀的正常针感；痛、麻、触电感均属异常针感。若遇异常针感，则不能进针，更不可进行手术。

(6)切勿损伤重要神经、血管，胸背及腰部不可进针太深。

(七)不良反应及处理

1.气胸

轻度气胸者,起针后并不出现症状,而是过了一定时间才慢慢感到胸闷、胸痛、呼吸困难等症状。首先嘱患者不要惊慌,给予安慰,并要求配合治疗,立即采取半卧位休息。有咳嗽者给予镇咳药,防止肺组织因咳嗽扩大创孔而加重病情。若直接刺入胸腔,则应请外科及时处理。

2.感染

针刀术后,患者出现局部针眼红、肿、热、痛,严重者甚至出现全身症状如发热、白细胞计数增高的情况。应先局部处理,可以伤口换药,可以用超短波照射,同时配合全身抗感染药物治疗。

3.发热

针刀术后出现体温升高的情况。嘱患者对症抗感染治疗。

4.神经根、丛、干损伤

当出现麻木、电击感时,应停止针刀在该部位的切割,提起针刀,变换方向,重新缓缓刺入,无上述反应时方可继续治疗。

5.脊髓损伤

术中出现电击感,立即停止操作,密切观察,应用止血药物。

九、耳针法

耳针法是指用毫针刺激或其他方法刺激耳郭上的穴位,以达到防治疾病目的的一种方法。其治疗范围较广,操作方便,且对疾病的诊断也有一定的参考意义。

耳与经络之间有着密切的联系,中医古籍将耳分为心、肝、脾、肺、肾 5 个部分。耳朵不仅与脏腑的生理功能密切相关,也与病理变化不可分割。人体的内脏或躯体发病时,往往在耳郭的相应部位出现压痛敏感、皮肤电特异性改变和变形、变色等反应,参考这些现象来诊断疾病,并通过刺激这些部位可防治疾病。

(一)分类

(1)毫针针刺:是指利用毫针针刺耳穴,治疗疾病的一种方法。

(2)耳穴埋针:是将皮内针埋于耳穴内,以一种微弱而持久的刺激达到治疗效果的方法。

(二)操作方法

(1)器械准备:针盒(短毫针或皮内针)、消毒液、棉球、镊子、探棒。

(2)按疾病的部位,在耳郭的相应部位寻找充血、变色、凹陷处等。

(3)一手持住患者耳轮后上方,暴露疾病在耳郭的相应部位,另一手用探棒轻巧缓慢、用力均匀地按压,寻找耳穴压痛点,压痛最明显处即为耳针治疗点。

(4)核对穴位后,常规消毒。

(5)耳穴毫针针刺法:左手固定常规消毒后的耳郭,右手进针,进针深度以刺入软骨,但不透过对侧皮肤为度。出针后,在局部涂以 2.5%碘伏。留针时间一般为 10～30 分钟。

(6)耳穴埋针法:左手固定常规消毒后的耳郭,右手用镊子夹住皮内针柄,轻轻刺入所选耳穴,再用胶布固定。留针时间为 3～5 天。

(三)适应证

(1)疼痛性疾病:如各种扭挫伤、头痛、神经性疼痛等。

(2)炎症性疾病:如牙周炎、咽喉炎、扁桃体炎、流感、腮腺炎、百日咳、急慢性结肠炎。

(3)功能紊乱性疾病:如眩晕、高血压、心律不齐、神经症。

(4)变态反应性疾病:如荨麻疹、哮喘、鼻炎、紫癜等。

(5)内分泌代谢紊乱性疾病:如甲状腺功能亢进或低下、糖尿病、肥胖症、围绝经期综合征等。

(6)其他:有催产、催乳、预防和治疗输液或输血反应等作用,同时还有美容、戒烟、戒毒、延缓衰老、防病保健等作用。

(四)禁忌证

(1)外耳湿疹、溃疡、冻疮溃破等禁用。

(2)严重器质性疾病,如高度贫血、心脏病等禁用。

(3)妇女怀孕期间须慎用,有习惯性流产史的孕妇当禁用。

(五)注意事项

主要须防止耳郭感染,应做到以下几点。

(1)针具必须严格消毒,耳穴局部皮肤常规消毒。

(2)出针后,在局部涂以 2.5%碘伏。如有出血,可先压迫止血,再涂碘伏。

(3)用皮内针、三棱针、皮肤针等刺激耳穴后,尽量不要淋洗耳郭局部。

(六)意外情况及处理方案

(1)如治疗后耳穴局部红肿、破损,或伴有少量渗出,则为耳郭皮肤感染。严重时可出现局部化脓、红肿热痛,伴恶寒发热、血白细胞计数增加,为耳郭软骨膜炎,需进行及时处理。皮肤感染可照射氦-氖激光治疗;或用清热解毒中药内服、外洗。耳郭软骨膜炎可用艾条灸大椎、曲池或耳穴局部;积脓者应配合排脓方法;炎症显著者可用抗生素或清热解毒中药。

(2)耳针亦可能发生晕针,应注意预防,如已发生晕针要按晕针处理。

十、头针法

头针法是指采用毫针或其他针具刺激头部特定部位以达到治疗全身疾病目的的一种方法。因其疗效独特、适应证广泛,头针法已成为临床医师常用的针灸治疗方法之一。

(一)针具

临床一般选用 30 号或 32 号不锈钢毫针。毫针的长度,应根据患者的年龄、体质和治疗部位等加以选择。一般而言,婴幼儿用 5 分针,成人用 1.5～2.0 寸针;体弱者用 1 寸针,体壮者用 1.5～2.0 寸针;颞部用较短的毫针,顶部可用较长者。

(二)标准头针线的定位和主治

头针法的理论依据主要有二:一是根据传统的脏腑经络理论。手、足六阳经皆上循于头面,六阴经中手少阴与足厥阴经直接循行于头面部,其他阴经则通过各自的经别与阳经相合后上达于头面。因此,头面部是脏腑经络之气汇集的重要部位。二是根据大脑皮质功能定位在头皮的投影,确立相应的头穴线。

标准头穴线共 25 条,分别位于额区(图 1-5)、顶区(图 1-6、图 1-7)、颞区(图 1-7、图 1-8)、枕区(图 1-9)4 个区域的头皮部,各区定位及主治如下。

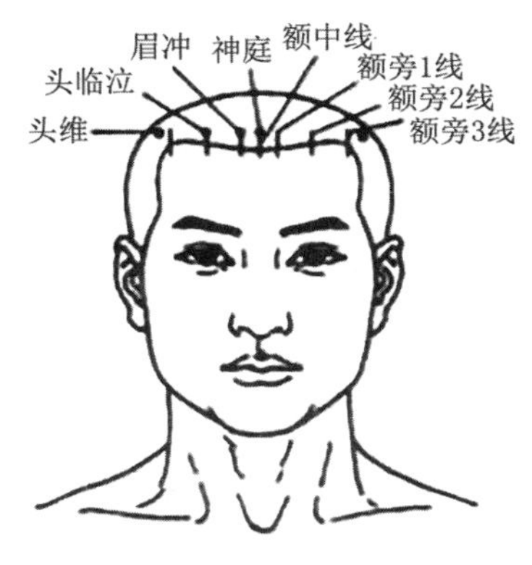

图 1-5　标准化头针线额区

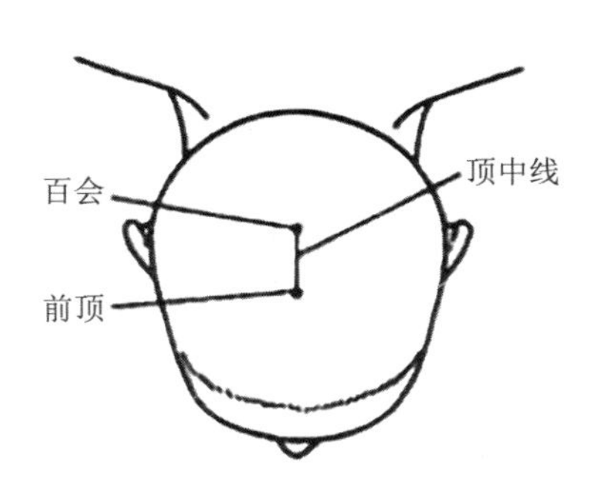

图 1-6　标准化头针线顶区

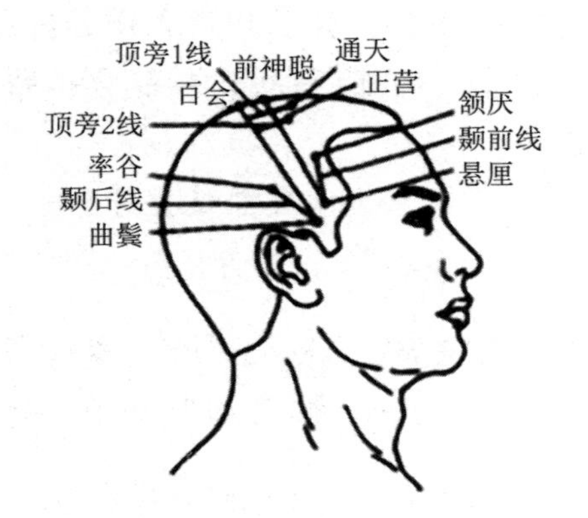

图 1-7 标准化头针线顶颞区

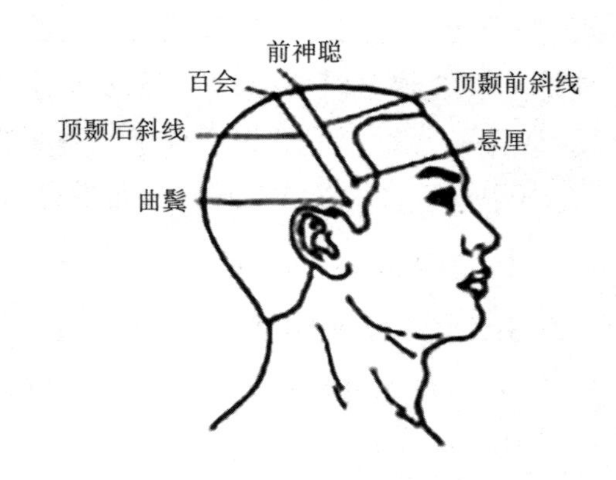

图 1-8 标准化头针线颞区

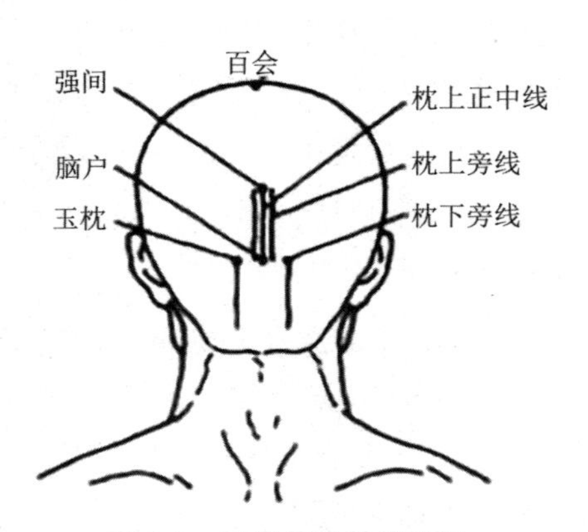

图 1-9 标准化头针线枕区

1.额区

(1)额中线:部位在头前部,从督脉神庭穴向下引一直线,长 1 寸(3 cm);主治癫痫、精神失常、鼻病等。

(2)额旁 1 线:部位在头前部,从膀胱经眉冲穴向前引一直线,长 1 寸(3 cm);主治冠心病、心绞痛、支气管哮喘、支气管炎、失眠。

(3)额旁 2 线:部位在头前部,从胆经头临泣穴向前引一直线,长 1 寸(3 cm);主治急慢性胃炎、胃和十二指肠溃疡、肝胆疾病等。

(4)额旁 3 线:部位在头前部,从胃经头维穴内侧 0.75 寸起向下引一直线,长 1 寸(3 cm);主治功能性子宫出血、子宫脱垂、阳痿、遗精、尿频、尿急等。

2.顶区

(1)顶中线:部位在头顶部,即从督脉百会穴至前顶穴连线;主治腰腿足等病证,如瘫痪、麻木、疼痛以及皮质性多尿、脱肛、小儿夜尿、高血压病、头顶痛等。

(2)顶旁1线:部位在头顶部,督脉旁1.5寸,从膀胱经通天穴向后引一直线,长1.5寸;主治腰腿足等病证,如瘫痪、麻木、疼痛等。

(3)顶旁2线:部位在头顶部,督脉旁开2.25寸,从胆经正营穴向后引一直线,长1.5寸到承灵穴;主治头痛,偏头痛,肩臂手等病证如瘫痪、麻木、疼痛等。

3.颞区(包括顶颞区)

(1)顶颞前斜线:部位在头顶部、头侧部,头部经外奇穴前神聪(百会前1寸)与颞部胆经悬厘穴引一斜线;沿该线分为5等份,上1/5治疗对侧下肢和躯干瘫痪,中2/5治疗上肢瘫痪,下2/5治疗中枢性面瘫、运动性失语、流涎、脑动脉粥样硬化等。

(2)顶颞后斜线:部位在头顶部、头侧部,顶颞前斜线之后1寸,与其平行的线。即从督脉百会穴至颞部胆经曲鬓穴引一斜线;沿该线分为5等份,上1/5治疗对侧下肢和躯干感觉异常,中2/5治疗上肢感觉异常,下2/5治疗头面部感觉异常等。

(3)颞前线:部位在头的颞部,从胆经颔厌穴至悬厘穴连一直线;主治偏头痛、运动性失语、周围性面瘫和口腔疾病。

(4)颞后线:部位在头的颞部,从胆经率谷穴向下至曲鬓穴连一直线;主治偏头痛、耳鸣、耳聋、眩晕等。

4.枕区

(1)枕上正中线:部位在后头部,即从督脉强间穴至脑户穴的连线;主治眼病、颈项强痛、癫狂、痫证。

(2)枕上旁线:部位在后头部,由枕外隆凸督脉脑户穴旁开0.5寸(1.5 cm)起,向上引一直线,长1.5寸(4.5 cm);主治皮质性视力障碍、白内障、近视等。

(3)枕下旁线:部位在后头部,从膀胱经玉枕穴向下引一直线,长2寸;主治小脑疾病引起的平衡障碍、后头痛等。

(三)操作方法

1.穴位选择

单侧肢体疾病,选用对侧头针线;双侧肢体疾病,选用双侧头针线;内脏全身疾病或不易区别左右的疾病,可双侧取穴。一般根据具体的病情选用相应的头针线,如下肢瘫痪,可选顶旁1线配顶颞前斜线、顶颞后斜线的上1/5。

2.进针方法

患者多取坐位或卧位,局部常规消毒。一般选用28～30号,长1.5～3.0寸的毫针,针尖与头皮成30°左右夹角,快速将针刺入头皮下,当针尖抵达帽状腱膜下层时，指下感到阻力减小，然后使针与头皮平行，继续捻转进针，刺入相应深度（线段的长度）。若进针角度不当，患者痛甚且医师手下有抵抗感，应调整进针角度。

3.针刺手法

头针的运针多捻转不提插。一般以拇指掌面和示指桡侧面夹持针柄，以示指的掌指关节快速连续屈伸，使针身左右旋转，捻转速度每分钟200次左右。进针后持续捻转2～3分钟，留针20～30分钟，留针期间间歇操作2～3次即可。一般经3～5分钟刺激后，部分患者在病变部位会出现热、麻、胀、抽动等感应。按病情需要可适当延长留针时间，偏瘫患者留针期间嘱其活动肢体（重症患者可作被动活动），有助于提高疗效。亦可用电针仪在主要穴线通电，以代替手法捻针，频率多选用200～300次/分。

4.起针

刺手夹持针柄轻轻捻转松动针身，押手固定穴区周围头皮，如针下无紧涩感，可快速出针。出针后需用消毒干棉球按压针孔片刻，以防出血。

5.疗程

每天或隔天针1次，一般10次为1个疗程，休息5～7天后再进行第2个疗程。

（四）适应证与禁忌证

1.适应证

（1）脑源性疾病：如脑血管意外后遗症、皮质性视力障碍、小脑性平衡障碍、皮质性多尿、遗尿、帕金森病、舞蹈病等。

（2）非脑源性疾病：如腰腿痛、神经痛、哮喘、呃逆、耳源性眩晕、耳鸣、听力障碍、胃脘痛、子宫脱垂等。

（3）其他：外科手术的针刺麻醉。

2.禁忌证

（1）孕妇以及囟门未完全闭合的婴幼儿。

（2）高热、心力衰竭、病情危重者。

（3）头皮有感染、溃疡、创伤、瘢痕者。

（五）注意事项

（1）因为头部有毛发，故必须严格消毒，以防感染。

（2）由于头针的刺激较强，刺激时间较长，医师必须注意观察患者表情，以防晕针。

(3)婴儿由于颅骨缝的骨化不完全,不宜采用头针治疗。

(4)中风患者急性期如因脑出血引起昏迷、血压过高或不稳定时,不宜用头针治疗,需待血压和病情稳定后应用;如因脑血栓形成引起偏瘫的患者,宜及早采用头针治疗。凡有高热、急性炎症和心力衰竭时,一般慎用头针治疗。

(5)由于头皮血管丰富,容易出血,故出针时必须用干棉球按压针孔1~2分钟。如有出血或皮下血肿出现,可轻轻揉按,促使其消散。

十一、腹针法

腹针法是针刺腹部穴位以治疗全身疾病的一种方法,具有痛苦小、安全性高、起效迅速的特点。

(一)针具

腹针法多选择规格为0.22 mm×(30~40)mm的毫针,即直径为0.22 mm,长度为30 mm或40 mm。

(二)进针方法

首先根据病变部位取其相对应的穴位,进针前,检查针尖是否尖锐,有无分叉、倒钩,针身是否有弯曲,以确保毫针质量。穴位定位的正确与否,直接关系到针刺的治疗效果,定穴后,依据针刺处方按照由上至下的顺序进针,进针时手法要快,不可进针缓慢,令患者感受到破皮的痛感。

(三)行针手法

进针后,手法宜轻、宜缓,只捻转,根据处方要求调整针刺的深度,行针手法宜不提插或者轻捻转、慢提插,与传统针刺时得气的酸、麻、胀、重感觉不同,腹针得气更侧重于医师对于行针时手下的感觉,可使患者在没有不适的酸、胀感觉下得到立竿见影的效果,为腹针治疗的一大特色。行针后,医师感觉针下有沉紧的感觉则为得气。

(四)留针方法

得气后留针20~30分钟,每5分钟行1次针,留针过程中尽量避免改变姿势、体位,以防肌纤维缠绕针身造成滞针。起针时应依据进针顺序依次起针,且在原有针刺深度基础上缓慢起针。拔出后用干棉签轻轻按压针孔,防止出血。

临床中将疗程规定为6~10次为1个疗程,一般疾病为6次1个疗程,慢性疾病或体质虚弱患者的疗程为10次1个疗程。根据患者的病情恢复情况和体质情况再做具体的调整。

(五)出针方法

起针时用右手两指捏住针柄活动数次,缓缓拔出,迅速用干棉球压迫针孔片刻,或交给患者自己按压,以防出血。

(六)适应证与禁忌证

1.适应证

一般而言,腹针适应证广泛,多为内因性疾病,如腹痛、呕吐、泄泻、痢疾等。可以根据不同区域对应治疗相关疾病,尤其治疗疼痛类疾病如腰椎间盘突出症、痛经等效果较为突出,其次为月经不调、带下病、泌尿系统疾病,内科病和五官科疾病也较多。

2.禁忌证

一切不明原因的急腹症均为禁忌证,急性腹膜炎、肝、脾大引起的脐静脉曲张、腹腔内部的肿瘤并广泛转移、妇女怀孕后期也应该禁止针刺。

(七)注意事项

(1)腹腔中脏器较多,故针刺前应做好查体,针刺深度以不进入腹腔为度,对肝、脾肿大,胃下垂,膀胱充盈者,针刺时要避开大血管和脏器,施术要轻、缓,以免出现针刺意外。

(2)对长期慢性病而导致体质衰弱的患者,在针刺时需谨慎小心处理,如肝、脾大,针刺两肋时不宜太深,防止损伤实质性脏器。

第二节　灸　　法

灸法是指以艾绒为主要燃烧材料,烧灼、熏熨体表的一定部位或腧穴,通过经络腧穴的作用,以达到防治疾病的一种方法。

一、灸法的材料

(一)艾

施灸的材料很多,但以艾叶制成的艾绒最为常用。因其气味芳香,辛温味苦,容易燃烧,火力温和,故为施灸佳料。新制的艾绒含挥发油较多,灸时火力过强，故以陈久的绒为佳。

1.艾炷

将纯净的艾绒放在平板之上，用拇、示、中三指边捏边旋转，把艾绒捏紧成规格大小不同的圆锥状物称为艾炷。有大、中、小之分，小者如麦粒大，中等如半截枣核大，大者如半截橄榄大。

2.艾条

艾条又称艾卷，是用艾绒卷成的圆柱形长条。根据内含药物之有无，又分为纯艾条和药艾条两种。一般长 20 cm，直径 1.5 cm。具有使用简便，不起泡，不发疮，无痛苦，患者可以自灸等特点，临床应用十分广泛。

(二)其他灸材

1.火热类灸材

火热类灸材主要有灯心草、黄蜡、桑枝、硫黄、桃枝、药锭、药捻等。

2.非火热类(药物贴敷法)灸材

非火热类灸材主要有毛茛、斑蝥、墨旱莲、白芥子、甘遂、天南星、细辛等。

二、灸法的种类及其运用

灸法种类很多，常用灸法如下。

(一)艾炷灸

将艾炷放在穴位上施灸称艾炷灸，艾炷灸可分为直接灸和间接灸两类。

1.直接灸

直接灸又称明灸、着肤灸，即将艾炷直接置放在皮肤上施灸的一种方法。根据灸后对皮肤刺激的程度不同，又分为无瘢痕灸和瘢痕灸两种。

(1)无瘢痕灸：又称非化脓灸，施灸以温熨为度，灸后皮肤不致起泡，不留瘢痕，故名。临床上选用大小适宜的艾炷，施灸前先在施术部位涂以少量的凡士林，以增加黏附性。然后将艾炷放上，从上端点燃，当燃剩 2/5 左右，患者感到烫时，用镊子将艾炷挟去，换炷再灸，一般灸 3～6 壮，以局部皮肤充血、红晕为度。此法适用于慢性虚寒性疾病，如哮喘、慢性腹泻、风寒湿痹、风湿顽痹等。

(2)瘢痕灸：又称化脓灸，因施灸后局部组织烫伤化脓，结痂后留有瘢痕，故名。临床上选用大小适宜的艾炷，施灸前先在施术部位上涂以少量大蒜汁，以增加黏附性和刺激作用，然后放置艾炷，从上端点燃，烧近皮肤时患者有灼痛感，可用手在穴位四周拍打以减轻疼痛。应用此法一般每壮艾炷需燃尽后，除去灰烬，方可换炷，按前法再灸，可灸 3～9 壮。灸毕，在施灸穴位上贴敷消炎药膏，大约

1周可化脓(脓液色白清稀)形成灸疮。灸疮5～6周愈合,留有瘢痕。在灸疮化脓期间,需注意局部清洁,每天换膏药1次,以避免继发感染(脓液黄稠)。灸疮的发和不发与疗效有密切关系,应叮嘱患者多吃羊肉、豆腐等营养丰富的食物,以促进灸疮的透发。灸疮是局部组织经烫伤后引起的化脓现象,对穴位局部能产生一个持续的刺激,有保健治病作用。临床常用于治疗哮喘、慢性胃肠病、风湿顽痹、瘰疬等。由于这种方法灸后遗有瘢痕,故灸前必须征求患者的同意及合作。对身体过于虚弱,或有糖尿病、皮肤病的患者不宜使用此法。

2.间接灸

间接灸又称隔物灸、间隔灸,即在艾炷与皮肤之间垫上某种物品而施灸的一种方法。

古代的隔物灸法种类很多,广泛用于临床各种病证。所隔的物品主要为动物、植物和矿物类中药。药物因病证而异,既有单方又有复方,现将临床常用的几种介绍如下。

(1)隔姜灸:将鲜生姜切成直径为2～3 cm,厚0.2～0.3 cm薄片,中间以针穿刺数孔,上置艾炷放在应灸的部位,然后点燃施灸,当艾炷燃尽后,可易炷再灸。一般灸3～6壮,以皮肤红晕而不起泡为度。在施灸过程中,若患者感觉灼热不可忍受时,可将姜片向上提起,或缓慢移动姜片。此法应用很广,多用于因寒而致的呕吐、腹痛、泄泻和风寒湿痹证、外感表证等。

(2)隔蒜灸:用鲜大蒜头切成0.2～0.3 cm的薄片,中间以针穿刺数孔,上置艾炷放在应灸的腧穴部位或患处,然后点燃施灸,待艾炷燃尽,易炷再灸,一般灸3～6壮。因大蒜液对皮肤有刺激性,灸后容易起泡,若不使起泡,可将蒜片向上提起,或缓慢移动蒜片。此法多用于治疗瘰疬、肺结核、腹中积块及未溃疮疡等。此外,尚有一种铺灸法,自大椎穴起至腰俞穴之间的脊柱上,铺敷蒜泥一层,宽约2 cm,厚约0.5 cm,周围用棉皮纸封护,然后用艾炷在大椎及腰俞点火施灸。因所铺蒜泥形似长蛇,故又名长蛇灸。民间用于治疗虚劳、顽痹等证。

(3)隔盐灸:因本法只用于脐部,又称神阙灸。用纯净干燥的精制食盐填敷于脐部,使其与脐平,上置艾炷施灸,如患者稍感灼痛,即更换艾炷。也可于盐上放置姜片后再施灸,一般灸3～9壮。此法有回阳、救逆、固脱之功,但需连续施灸,不拘壮数,以待脉起、肢温、证候改善。临床上常用于治疗急性寒性腹痛、吐泻、痢疾、小便不利、中风脱证等。

(4)隔药饼灸:以隔附子片或隔附子饼灸最为常用。药饼的制法是将附子研成细末,以黄酒调和,制成直径约3 cm、厚约0.8 cm的附子饼,中间以针穿刺数孔，上置艾炷，放在应灸腧穴或患处，点燃施灸。一般灸 3～9 壮。由于附子辛温大热，有温肾补阳的作用，故多用于治疗命门火衰而致的阳痿、早泄、遗精、宫寒不孕和疮疡久溃不敛的病证。

(二)艾条灸

艾条灸又称艾卷灸。即用细草纸或桑皮纸包裹艾绒，卷成圆筒形的艾条（也称艾卷），将其一端点燃，对准穴位或患处施灸的一种方法。按操作方法艾卷灸可分为悬灸和实按灸 2 种，介绍如下。

1.悬灸

按其操作方法又可分为温和灸、雀啄灸、回旋灸等。

(1)温和灸：将艾卷的一端点燃，对准应灸的腧穴或患处，距离皮肤 2～3 cm 处进行熏烤，使患者局部有温热感而无灼痛为宜。一般每穴灸 10～15 分钟，至皮肤红晕为度。如果是局部知觉减退或小儿患者，医师可将示、中二指置于施灸部位两侧，通过医师的手指测知患者局部受热程度，以便随时调节施灸时间和距离，防止烫伤。

(2)雀啄灸：施灸时，艾卷点燃的一端与施灸部位的皮肤并不固定在一定的距离，而是像鸟啄食一样，一上一下施灸，以给施灸局部一个变量的刺激，一般每穴灸 5～10 分钟，至皮肤红晕为度。

(3)回旋灸：施灸时，艾卷点燃的一端与施灸部位的皮肤虽保持一定的距离，但不固定，而是反复旋转地施灸或向左右方向移动。

以上方法一般病证均可采用，但温和灸、回旋灸多用于治疗慢性病，雀啄灸多用于治疗急性病。

2.实按灸

施灸时，先在施灸腧穴部位或患处垫上数层布或纸，然后将药物艾卷的一端点燃，趁热按在施术部位上，使热力透达深部，若艾火熄灭，再点再按。或以布 6～7 层包裹艾火熨于穴位或患处，若火熄灭，再点再熨。最常用的为太乙针灸和雷火针灸，适用于风寒湿痹、痿证和虚寒证。

(1)太乙神针的药物处方：艾绒 93.75 g，硫黄 6.25 g，麝香、乳香、没药、松香、桂枝、杜仲、枳壳、皂角、细辛、川芎、独活、穿山甲、雄黄、白芷、全蝎各 3.125 g。上药研成细末，和匀。以桑皮纸一张，宽约一尺见方，摊平，先取艾绒 25 g，均匀铺在纸上，次取药末 6.25 g，均匀掺在艾绒里，然后卷紧如爆竹状，再用木板搓捻卷紧，外用鸡蛋清涂抹，再糊上桑皮纸一层，两头留空一寸许，捻紧即成。

(2)雷火神针的药物处方：艾绒 62.5 g，沉香、木香、乳香、茵陈、羌活、干姜各

9.375 g,研为细末,加入麝香少许。其制法与太乙神针相同。

(三)温针灸

这是针刺与艾灸相结合的一种方法,适用于既需要留针又需施灸的疾病。在针刺得气后,将针留在适当的深度,在针柄上穿置一段长约 2 cm 的艾卷施灸,或在针尾上搓捏少许艾绒点燃施灸,直待燃尽,除去灰烬,每穴每次可施灸 1~3 壮,施灸完毕再将针取出。此法是一种简而易行的针灸并用的方法,其艾绒燃烧的热力可通过针身传入体内,使其发挥针和灸的作用,达到治疗目的。应用此法更应注意防止艾火脱落烧伤皮肤和衣物。

(四)温灸器灸

温灸器是一种专门用于施灸的器具,用温灸器施灸的方法称温灸器灸,临床常用的有温灸盒、灸架和温灸筒等。

1.温灸盒灸

将适量的艾绒置于灸盒的金属网上,点燃后将灸盒放于施灸部位灸治即可。适用于腹、腰等面积较大部位的治疗。

2.灸架灸

将艾条点燃后,燃烧端插入灸架的顶孔中,对准选定穴位施灸,并用橡皮带给予固定,施灸完毕将剩余艾条插入灭火管中。适用于全身体表穴位的治疗。

3.温灸筒灸

将适量的艾绒置于温灸筒内,点燃后盖上灸筒盖,执筒柄于患处施灸即可。

(五)其他灸法

非艾灸法是指以艾绒以外的物品作为施灸材料的灸治方法,常用的有以下几种。

1.灯火灸

灯火灸又称灯草灸、灯草焠、打灯火、油捻灸,是民间沿用已久的简便灸法。取 10~15 cm 长的灯心草或纸绳,蘸麻油或其他植物油,浸渍长 3~4 cm,燃火前用软棉纸吸去灯草上的浮油,以防止点火后油滴下烫伤皮肤,医师以拇、示二指捏住灯心草上 1/3 处,即可点火,火焰不要过大,将点火一端向穴位移动,垂直接触穴位,动作快速,一触即离,灯心草随即发出清脆的“啪”响,火亦随之熄灭。如无爆焠之声可重复 1 次。灸后皮肤略有发黄,偶尔也会起小泡。此法主要用于治疗小儿痄腮、喉蛾、吐泻、麻疹、惊风等病证。

2.天灸

天灸又称药物灸、发泡灸。它是将一些具有刺激性的药物涂敷于穴位或患处，促使局部皮肤起泡的方法。所用药物多是单味中药，也有用复方，其常用的有白芥子灸、细辛灸、天南星灸、蒜泥灸等数十种。

(1)白芥子灸：取白芥子适量，研成细末，用水调和成糊状，敷贴于腧穴或患处。敷贴1～3小时，以局部皮肤灼热疼痛为度。一般可用于治疗咳喘、关节痹痛、口眼㖞斜等病证。

(2)细辛灸：取细辛适量，研为细末，加醋少许调和成糊状，敷于穴位上。敷贴1～3小时，以局部皮肤灼热疼痛为度。如敷涌泉或神阙穴治小儿口腔炎等。

(3)天南星灸：取天南星适量，研为细末，用生姜汁调和成糊状，敷于穴位上。敷贴1～3小时，以局部皮肤灼热疼痛为度。如敷颊车、颧髎穴治疗面神经麻痹等。

(4)蒜泥灸：将大蒜捣烂如泥，取3～5 g贴敷于穴位上。敷贴1～3小时，以局部皮肤灼热疼痛为度。如敷涌泉穴治疗咯血、衄血，敷合谷穴治疗扁桃体炎，敷鱼际穴治疗喉痹等。

三、灸感及灸法补泻

(一)灸感

灸感是指施灸时患者的自我感觉。由于灸法主要是靠灸火直接或间接地在体表施以适当的温热刺激来达到治病和保健的作用，除瘢痕灸外，一般以患者感觉灸处局部皮肤及皮下温热或有灼热为主，温热刺激可直达深部，经久不消，或可出现循经感传现象。

(二)灸法补泻

灸法的补泻亦需根据辨证施治的原则，虚证用补法，实证用泻法。艾灸补法，无须吹其艾火，让其自然缓缓燃尽为止，以补其虚；艾灸泻法，应当快速吹艾火至燃尽，使艾火的热力迅速透达穴位深层，以泻邪气。

四、施灸的注意事项

(一)施灸的先后顺序

古人对于施灸的先后顺序有明确地论述，即先灸阳经，后灸阴经；先灸上部，后灸下部。就壮数而言，一般先灸少而后灸多。就艾炷大小而言，先灸小而后灸大。上述施灸的顺序是指一般的规律，临床上需结合病情，灵活应用，不能拘泥不变。如脱肛的灸治，则应先灸长强以收肛，后灸百会以举陷。此外，施灸应注意在通风环境中进行。

（二）施灸的禁忌

（1）面部穴位、乳头、大血管等处均不宜使用直接灸，以免烫伤形成瘢痕。关节活动部位亦不适宜用化脓灸，以免化脓溃破，不易愈合，甚至影响功能活动。

（2）一般空腹、过饱、极度疲劳和对灸法恐惧者，应慎施灸。对于体弱患者，灸治时艾炷不宜过大，刺激量不可过强，以防晕灸。一旦发生晕灸，应立即停止施灸，并做出及时处理，处理方法同“晕针”。

（3）孕妇的腹部和腰骶部不宜施灸。

（4）施灸过程要防止燃烧的艾绒脱落烧伤皮肤和衣物。

（三）灸后的处理

施灸过量，时间过长，局部出现水疱，只要不擦破，可任其自然吸收，如水疱较大，可用消毒毫针刺破水疱，放出水液，再涂以甲紫（龙胆紫）。瘢痕灸者，在灸疮化脓期间，疮面局部勿用手搔，以保护痂皮，并保持清洁，防止感染。

第三节　拔　罐　法

拔罐法又称为“火罐法”“吸筒法”，古称“角法”，是在中医脏腑经络理论的指导下，运用各种罐具，通过排除其中的空气产生负压，使之吸附于皮肤表面，通过局部的负压和温热作用，引起局部组织充血和皮内轻微的瘀血或拔毒排脓，促使该处的经络畅通、气血旺盛，从而达到治疗作用的一种外治方法。此法具有活血、行气、止痛、消肿、散结、退热、祛风、散寒、除湿、排毒等作用，且操作简便、易于掌握、器具经济、疗效迅速、使用安全、无不良反应，广泛地运用于内、外、妇、儿、骨、皮肤、五官等科疾病的治疗。

一、拔罐工具

（一）按材质分类

（1）陶罐是用陶土烧制而成，吸附力较大，但重量重，不易携带，且容易破碎。

（2）玻璃罐是用玻璃制成，质地透明，十分方便进行罐内皮肤的充血、瘀血程度的观察，便于随时掌握情况，进行调整。在临床上应用广泛，但缺点是容易破碎。

(3)塑料罐：用耐热塑料压制而成。其规格和型号与玻璃罐相似，适用于抽气排气法，十分便于携带，且不易破裂。但由于塑料的特性，长期使用会引起老化。

(二)按器具分类

(1)电热罐：罐内安有电热元件，有艾灸效应。配红外线灯管、紫外线灯管、激光发生器的罐具分别命名为红外线罐、紫外线罐、激光罐，各具有相应治疗作用。

(2)刺血罐：将刺血器安置于罐顶中央，可在拔罐过程中起刺血作用。

(3)灸罐：罐内可架设艾条，是待灸后再排气的罐具。

二、操作方法

(一)拔罐方法

1.单罐法

若病位范围较小，可根据病变或压痛的范围选择单个适当口径的罐具进行治疗，如胃痛单拔中脘穴、头痛单拔太阳穴、落枕单拔肩井穴等。

2.多罐法

治疗时多罐并用，适用于治疗病变范围较广泛、病变部位肌肉丰满、敏感点较多的部位。采用多罐法进行治疗时，可根据经络走向或解剖形态等情况，酌情吸拔数个或数十个罐子。因罐具距离与罐数不同，又分为密排法(罐距＜3.5 cm)、疏排法(罐距＞7 cm)。用多罐拔罐时，宜采用先上后下和从外向内的顺序，罐具的型号应当是上面小、下面大。若患者身体强壮、症状明显，可沿肌肉走向位置成行排列，吸拔多个火罐，成为排罐法。但若患者身体弱、症状不明显，拔罐排列时需较稀疏，成为散罐法。

3.留罐法

留罐法又称坐罐法，是指罐具拔在应拔部位后留置一段时间的拔罐方法。为应用最广泛的一种拔罐法，在医院治疗及家庭保健中都经常被使用。拔罐后，常留置10～15分钟，直到皮肤潮红、充血或瘀血，若患者皮肤娇嫩可适当减少吸拔时间。在留罐期间也可以结合提按、摇动等手法来增强刺激，提高疗效。脏腑病、久病、病位局限或固定者，多选用本法。

4.闪罐法

闪罐法是指将罐具吸拔在应拔部位后随即取下，如此反复一拔一取至皮肤潮红为止的拔罐法。医师用镊子或止血钳夹住蘸有适量乙醇的棉球，点燃后迅速送入罐底，将罐具拔于施术部位，然后将罐立即取下。按上述方法再次吸拔于施术部位，如此反复多次至皮肤潮红为止。医师应随时掌握罐体温度，如感觉罐体过热，可更换另一罐继续操作。通过反复的拔起，使皮肤反复地松、紧，反复地充血，形成物理刺激。凡以风邪为主的疾病，或肌肉萎缩、局部皮肤麻木或功能减退的病证及中风后遗症等，多采用本法。此外，由于本法属于充血拔罐法，拔后在皮肤上不留瘀紫斑，故较适合于面部拔闪。皮肤不太平整、容易掉罐的部位也多用本法。

5.走罐法

走罐法又称拉罐法、移罐法、滑罐法等，是指在罐具吸拔住后，再反复推拉、移动罐具，扩大施术面积的拔罐方法。本法兼有按摩作用，在临床上较为常用。所采用的罐具口径应在 3 cm 以上，罐口宜宽且光滑，以玻璃罐为宜。润滑剂可依病情需要而选温水、酒类、油类、乳剂、油膏等。可用于经络、脏腑功能失调，沉寒痼冷、积聚，经脉气血阻、筋脉失养、外感等疾病，如高血压、胃肠功能紊乱、心悸、失眠、坐骨神经痛、痛风等。操作时在皮肤或罐口涂抹一些润滑剂，将罐具吸拔在皮肤上后，医师用手握住罐体，根据病情需要和走罐部位的解剖结构，进行上下、左右或圆周方向的往返推拉移动，直至走罐部位皮肤潮红、充血甚至瘀血。需加大刺激时，可以在推拉旋转过程中对罐具进行提按，可稍推拉或旋转，随即用力将罐具取下重拔，反复多次。走罐法操作的关键在于当罐具吸住之后，要立即进行推拉或旋转移动，不能先试探是否吸住，否则推拉时就难以移动。

6.药罐法

药罐法分为煮药罐、贮药罐和药酒罐 3 种。煮药罐用纱布将中药包好放入砂锅内，加入适量的水煎煮。煮沸后，将竹罐或木罐放入煮 3～5 分钟，迅速用干毛巾捂住罐口，降低罐口温度，保持罐内的温度并有药液。然后趁热迅速将罐具扣在患处或穴位上，稍加压按压一会，使其吸牢。本法将拔罐和中药疗法结合在一起，发挥了罐与药的双重作用，又具有温热的作用，常用来治疗风寒湿痹证。贮药罐一般用真空罐操作，在抽气罐中装入 1/2～2/3 的药液，如紫苏水、生姜汁、风湿酒等，然后用抽气枪抽去空气，使罐吸拔在皮肤上。药酒罐具是将泡好的药酒滴入罐内，按火罐法进行操作。

7.温罐法

温罐法是指在罐具吸定后留罐的同时，在治疗部位上加用红外线灯、白炽灯、频谱仪等照射，或用艾条温灸患部及罐体四周的拔罐方法。温罐法兼有拔罐和热疗的双重作用，既可提高疗效，又可防止患者着凉。多用于寒冷潮湿的季节，或虚寒、湿寒等病证。

8.刺血拔罐法

刺血拔罐法又称为血罐法，根据刺血的工具不同分为两种，一种是用皮肤针进行叩刺出血后拔罐，另一种为三棱针或粗毫针浅刺后拔罐。叩刺出血拔罐常用于治疗丹毒、乳痈等疾病，而浅刺出血拔罐常用于治疗腰腿痛、风湿痛等疾病，但不适用于虚寒体质的患者。

9.刮痧罐法

刮痧罐法是指在施术部位先涂上润滑油，用牛角刮痧板进行刮痧，至皮肤发红甚至紫斑出现后，再行拔罐的方法。本法适用于病变范围较小处。

(二)吸附方法

1.闪火法

以止血钳或镊子夹住乙醇棉球，在酒精灯上点燃后，伸入罐内，在底部或中部迅速绕 2～3 圈后退出，再迅速将罐具扣在选择好的部位，这样就可以吸住。操作原则是动作要快，罐口离要拔罐的部位不要太远，火焰在罐内的停留时间不能过长。

2.水煮法

将水加入铝锅或陶瓷锅煮沸，放入竹罐煮 3～5 分钟，然后用镊子将罐具夹出，迅速用干毛巾捂住罐口，将水吸干，以降低罐口温度，保持罐内热气，再速将罐具扣在选定部位，稍加压力使之吸牢。也可选用药物进行煎煮。

3.抽气法

抽气法是指直接抽出罐内空气形成负压的一种拔罐方法。操作时，将罐口紧按在选定的部位，然后根据抽气罐的不同类型选用注射器或抽气筒等将罐内空气抽出，形成负压吸附在皮肤上。本法使用方便，不用点火，不会造成烫伤，但也没有温热感。

4.投火法

将燃烧的纸条或点燃乙醇棉球后，迅速投到罐内，将罐具拔在需要治疗的部位。本法适用于身体侧面的部位。但应避免纸片或乙醇棉球掉在皮肤上，引起灼伤。

(三)起罐方法

根据罐具和排气方法不同,分为手工起罐法和自动起罐法。

1.手工起罐法

临床上常用,用一手轻按罐具向一侧倾斜,另一手示指、中指按住倾斜对侧罐口处的皮肤,使罐口与皮肤之间形成空隙,让空气进入罐内,罐具可自行脱落。切不可生拉硬拽或旋转罐具,以免伤及皮肤。

2.自动起罐法

在起罐时,需要先卸掉气嘴上的螺丝帽,释放抽气门芯使空气从气嘴进入罐内,罐具可自行脱落。

三、适应证与禁忌证

(一)适应证

拔罐法的适应证主要有风寒湿痹疼痛、腰痛、扭伤、背痛、落枕、胸胁痛、皮肤瘙痒、肢体麻木、面瘫、目赤肿痛、头痛、发热、感冒、咳喘、胃痛、消化不良、腹痛、腹泻、月经痛、疮疡初起未溃,排除毒蛇咬伤等。

(二)禁忌证

禁忌拔罐的病症主要有皮肤高度过敏、受术部位皮肤破损溃烂、外伤骨折部位、静脉曲张处、恶性肿瘤部位、全身高度水肿、高热、抽搐、痉挛及有出血倾向的疾病,如血友病、血小板减少性紫癜、白血病等。

四、注意事项

(1)拔罐时应保持室内空气清新、温度适中,尤其对需宽衣暴露皮肤的患者应令其避开风口,以免受凉感冒。

(2)拔罐工具必须常规消毒;必须边缘光滑,没有破损。

(3)拔罐过程中,若患者出现面色苍白、出冷汗、头晕目眩、心慌心悸、恶心呕吐、四肢发冷等症状,为晕罐。应立即停止拔罐,让患者平卧,饮温开水,休息片刻。严重者,应针刺或点掐水沟、百会、内关等穴位,必要时送到医院进行急救。

(4)拔罐后出现水疱较大或皮肤有破损,应先用消毒细针挑破水疱,放出水液,再涂上防腐生肌药即可。嘱咐患者拔罐后 3 小时内不宜洗澡。

(5)皮肤局部破溃或高度过敏和患皮肤传染病的患者不宜拔罐,抽搐、痉挛、醉酒者等不宜拔罐。形体消瘦、皮肤失去弹性而松弛者,及毛发多的部位不宜拔罐。急性软组织损伤,局部忌用拔罐法。有重度水肿、病情严重和心力衰竭、呼吸衰竭、肾功能衰竭者不宜拔罐。妊娠妇女的下腹部、腰骶部及合谷、三阴交等穴位不宜拔罐。有出血倾向,如血友病、血小板减少性紫癜等患者,不宜用拔罐法。

第四节 刮 痧 法

刮痧法是以中医皮部理论为基础,用牛角、玉石等在皮肤相关部位刮拭,使皮下出现红色瘀血(痧)的现象,以达到疏通经络、活血化瘀目的的一种外治方法。

一、器具

刮痧器具的选择直接关系到刮痧治病保健的效果,常用工具包括刮痧板、润滑剂及毛巾等。

(一)刮痧板

刮痧板是刮痧的主要工具,最为常见的是水牛角制作的刮痧板。水牛角质地坚韧,光滑耐用,药源丰富,加工简便,药性与犀牛角相似。水牛角味辛、咸,性寒,辛可以发散行气、活血润养,咸能够软坚润下,寒能清热解毒。因此,水牛角具有发散行气、清热解毒、活血化瘀的功效。

标准的水牛角刮痧板呈长方形,长 10 cm,宽 6 cm,厚的一边为 0.5 cm,薄的一边为 0.2 cm,四角钝圆,宽侧的一边成凹型。以强身健体为目的进行刮痧时用厚的一侧,治疗疾病时用薄的一侧刮按。半凹陷的一侧,用于刮按脊柱部位及四肢的手指、足趾等部位。钝圆的四角则用于按压经脉、穴位、敏感点等部位。

水牛角刮痧板如长时间放置在潮湿的地方,或浸泡在水里,或者长期暴露在干燥的空气中,均可以发生裂纹,影响其使用寿命。因此在刮痧板洗净后应立即擦干,放在塑料袋或皮套中保存。

(二)刮痧润滑剂

刮痧之前,为了防止划破皮肤,需要在皮肤表面涂一层润滑剂,如香油、色拉油都可以用。当然,有条件的话,最好采用专门的刮痧油,一般都是采用天然植物油加入中药后提炼加工而成的,多具有清热解毒、活血化瘀、开泄毛孔、疏通经络、排毒驱邪、消炎止痛等作用。

二、操作方法

根据患者所患疾病的性质与病情确定治疗部位，将治疗部位尽量暴露，并用毛巾擦洗干净，选择合适的体位，在刮痧部位均匀地涂抹刮痧油。医师一般用右手拿住刮板，拇指放在刮板的一侧，其余四指放在刮板的另一侧。治疗时刮板厚的一面对手掌，强身健体时刮板薄的一面对手掌。硬质刮具的平面与皮肤之间角度多以45°为宜。切不可呈推、削之势。

按照先头面后手足，先腰背后胸腹，先上肢后下肢的顺序操作。刮痧方向按照由上而下，由内而外，单方向刮拭，并尽可能拉长距离。下肢静脉曲张或下肢肿胀者，可采用由下向上的逆刮法。每次选3～5个部位操作，每个部位操作10～30次，皮肤可出现潮红、紫红等颜色变化，或出现丘疹样斑点、条索状斑块等形态变化。

刮痧时用力要均匀，力度由轻到重。根据患者体质和刮拭部位，选择不同的刮拭力量。小儿、年老体弱者及面部，用力宜轻；体质强健者，或脊柱两侧、下肢等肌肉较为丰满部位，用力偏重。

两次刮痧之间宜间隔3～6天。若病情需要缩短刮拭间隔时间，不宜在原部位刮拭，而应另选其他相关部位进行操作。

三、适应证与禁忌证

(一)适应证

感冒、发热、中暑、头痛、肠胃病、落枕、肩周炎、腰肌劳损、风湿性关节炎等病症。

(二)禁忌证

(1)孕妇的腹部、腰骶部，妇女的乳头，小儿囟门未合者禁刮。

(2)白血病、血小板减少性紫癜等有凝血功能障碍者或危重患者慎刮。

(3)患有重度心脏病出现心力衰竭者、肾脏病出现功能衰竭者、肝硬化腹水者，及其他原因引起全身重度水肿者禁刮。

(4)凡刮治部位的皮肤有溃烂、损伤、炎症都不宜用本法，大病初愈、重病(痧证急症表现)、气虚血亏及饱食、饥饿状态下也不宜刮痧。

四、注意事项

(1)避风保暖：刮痧时要选择空气清新、冷暖适宜的室内环境，注意避风、保暖，尤其在冬季应避风寒与风口，夏季刮痧应避免风扇直接吹刮拭部位。

(2)不可强求出痧：刮痧时以出痧为度，但不可强求出痧，只要刮至皮肤毛孔清晰可见，无论出痧与否，都会起到平衡阴阳、疏通经络、畅达气血的作用。一般刮拭后半个小时左右，皮肤表面的痧点会逐渐融合成片，刮痧后24～48小时出痧，触摸表面皮肤时，会有痛感或自觉局部皮肤微微发热。这些都属于正常反应，休息后即可恢复正常。对于不容易出痧的病证和部位，只要刮拭方法和部位正确，就都有治疗效果。片面追求出痧而过分刮拭，不仅消耗正气，还会造成软组织损伤。

(3)在刮痧过程中，出现头晕、目眩、心慌、出冷汗、面色苍白、四肢发冷、恶心欲吐或神昏仆倒等晕刮现象，应及时停止刮拭，迅速让患者平卧，取头低脚高体位，让患者饮用一杯温糖开水，注意保温。并迅速用刮痧板刮拭患者百会(重刮)、水沟(角轻刮)、内关(重刮)、足三里(重刮)、涌泉(重刮)，静卧片刻即可恢复。

第五节　穴位贴敷法

穴位贴敷法是指在一定的穴位上贴敷药物，通过药物和腧穴的共同作用以治疗疾病的一种外治方法。其中某些带有刺激性的药物贴敷穴位可以引起局部发疱、化脓如“灸疮”，则此时又称为“天灸”或“自灸”，现代也称发疱疗法。若将药物贴敷于神阙穴，通过脐部吸收或刺激脐部以治疗疾病时，又称敷脐疗法或脐疗。

一、方药选择

凡是临床上有效的汤剂、方剂，一般都可以熬膏或研末用作穴位贴敷来治疗相应疾病。与内服药物相比，贴敷用药多有以下特点。

(1)应有通经走窜、开窍活络之品。现在常用的这类药物有冰片、麝香、丁香、花椒、白芥子、姜、葱、蒜、肉桂、细辛、白芷、皂角。

(2)多选气味俱厚之品，有时甚至选用力猛有毒的药物。如生南星、生半夏、川乌、草乌、巴豆、斑蝥、附子、大戟等。

(3)补法可用血肉有情之品。如羊肉、动物内脏、鳖甲。

二、方药制备

选择适当溶剂调和贴敷药物或熬膏，以达药力专、吸收快、收效速的目的。醋调贴敷药，而起解毒、化瘀、敛疮等作用，虽用药猛，可缓其性；酒调贴敷药，则起行气、通络、消肿、止痛等作用，虽用缓药，可激其性；水调贴敷药，专取药物性能；油调贴敷药，可润肤生肌。常用溶剂有水、白酒或黄酒、醋、姜汁、蜂蜜、蛋清、凡士林等。此外，还可针对病情应用药物的浸剂作溶剂。

三、施术方法

(一)穴位选择

穴位贴敷法的穴位选择与针灸疗法总体上是一致的，是以脏腑经络学说为基础，根据疾病的病因、病机，通过辨证选取贴敷的穴位，并力求少而精。此外，还应结合以下选穴特点。

(1)选择离病变器官、组织最近、最直接的穴位贴敷药物。

(2)选用阿是穴贴敷药物。

(3)选用经验穴贴敷药物，如吴茱萸贴敷涌泉穴治疗小儿流涎；威灵仙贴敷身柱穴治疗百日咳等。

(4)药物贴敷神阙与涌泉有脐疗、足心疗法之称，为临床常用的贴敷穴位。

(二)贴敷方法

用温水将穴位局部洗净，或用乙醇棉球擦净，然后敷药。也有使用助渗剂者，在敷药前，先在穴位上涂以助渗剂或助渗剂与药物调和后再用。

将已制备好的药物直接贴压于穴位上，然后外敷医用胶布固定；或目前有专供贴敷穴位的特制敷料，先将药物置于医用胶布粘面正中，再对准穴位粘贴；亦可使用一次性穴位贴，将药物置于穴位贴中心，对准穴位贴敷，都非常方便。硬膏剂温化后将硬膏剂中心对准穴位贴牢。对于寒性病证，可在敷药后，在药上热敷或艾灸。

(三)换药清理

可用消毒干棉球蘸温水或各种植物油，或石蜡油轻轻揩去粘在皮肤上的药物，擦干后再敷药。

(四)疗程

一般情况下，刺激性小的药物，每隔 1～3 天换 1 次药，不需溶剂调和的药物，还可适当延长至 5～7 天换 1 次；刺激性大的药物，应视患者的反应和发疱程度确定贴敷时间，数分钟至数小时不等，如需再贴敷，应待局部皮肤基本正常后再敷药。

四、适应证

（一）内科疾病

肺系疾病如感冒、咳嗽、哮喘、自汗盗汗；脾胃疾病如胃脘痛、泄泻、呕吐、便秘、食积；心胸疾病如胸痹、不寐；肝胆疾病如黄疸、胁痛；一些杂病如头痛、眩晕、口眼㖞斜、消渴、遗精、阳痿、疟疾等。

（二）骨外科疾病

关节肿痛、跌打损伤、乳痈、喉痹、牙痛、口疮等。

（三）妇儿科疾病

月经不调、痛经、子宫脱垂、小儿夜啼、厌食、遗尿、流涎等。

（四）防病保健

如冬病夏治三伏贴，健康或体质较弱之人亦可增强体质，延年益寿。

五、禁忌证

（1）久病体弱、消瘦以及有严重心、肝、肾功能障碍者慎用。

（2）孕妇、幼儿慎用。

（3）颜面部慎用。

（4）穴位处有创口、溃疡、肿瘤者禁用。

六、注意事项

（1）凡用溶剂调敷药物时，需随调配随贴敷，以防蒸发。

（2）若用膏药贴敷，在温化硬膏药时，应掌握好温度，以免烫伤或贴不住。

（3）膏剂贴敷温度不宜超过 45 ℃，以免烫伤。

（4）对胶布过敏者，可选用低过敏胶布或用绷带固定贴敷药物。

（5）对于残留在皮肤上的药膏，不宜用刺激性物质擦洗。

（6）贴敷药物后注意局部防水。

（7）贴敷后若出现范围较大、程度较重的皮肤红斑、水疱、瘙痒现象，应立即停药，进行对症处理；出现全身性皮肤过敏症状者，应及时服用抗过敏药或到医院就诊。

第六节　穴位埋线法

穴位埋线法是指将羊肠线埋入穴位内，利用羊肠线对穴位的持续刺激以治疗疾病的方法。本法于 20 世纪 60 年代广泛应用于临床，具有操作简便、作用持久、适应证广等特点。

一、埋线用品

穴位埋线法的主要用品为消毒用品、洞巾、注射器、镊子、埋线针、持针器、0 号或 1 号铬制羊肠线、利多卡因、手术剪刀、敷料等。

埋线针是特制的坚韧不锈的金属钩针，长 12～15 cm，针尖呈三角形，底部有一缺口（图 1-10）。如用切开法，需备尖头手术刀片、手术刀柄、三角缝针等。

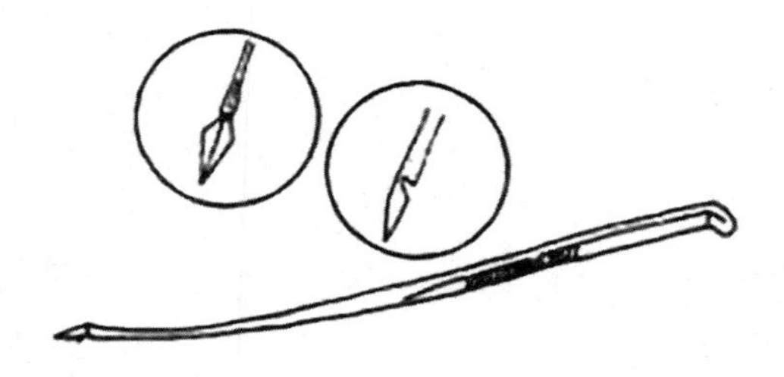

图 1-10　埋线针

二、操作方法

临床常用穿刺针埋线法、三角针埋线法和切开埋线法 3 种。

（一）穿刺针埋线法

常规消毒局部皮肤，镊取一段长 1～2 cm 已消毒的羊肠线，放置在穿刺针针管的前端，后接针芯，左手拇、示指细紧或捏起进针部位皮肤，右手持针，刺入到所需深度后，进行和缓的提插，当获得得气感应时，边推针芯，边退针管，将羊肠线埋植在穴位皮下组织或表浅的肌层内，针孔处覆盖消毒纱布。

目前也有用特制的埋线针进行埋线的，通常局部皮肤常规消毒后，以利多卡因作浸润麻醉，镊取 1 cm 左右已消毒的羊肠线，套在埋线针尖缺口上，两端用血管钳夹住。一手持针，另一手持钳，针尖缺口向下以 15°～40°方向刺入，当针头缺口进入皮内后，即将血管钳松开，但应持续进针直至羊肠线完全被埋入皮下，再进针

0.5 cm 左右，随后把针退出，用棉球或纱布压迫针孔片刻，再用消毒纱布覆盖创口。

（二）三角针埋线法

在距离穴位 1～2 cm 处的两侧作进出针点的标记，局部皮肤常规消毒后，在标记处用利多卡因作皮内麻醉，用持针器夹住穿好羊肠线的皮内缝合针，从一侧局麻点刺入，穿过穴位下方的皮下组织或肌层，从对侧局麻点穿出，捏起两针孔之间的皮肤，紧贴皮肤剪断两端线头，再放松皮肤，轻松揉按局部，使羊肠线完全被埋入皮下，针孔处覆盖消毒纱布。

（三）切开埋线法

在选定的穴位上用利多卡因作浸润麻醉，用外科手术用刀片划开皮肤 0.5～1 cm，先将血管钳探到穴位深处，经过浅筋膜达肌层探找敏感点并按摩数秒钟，休息 1～2 分钟；然后将 0.5～1 cm 长的羊肠线 4～5 根埋于肌层内，切口处用缝合后覆盖消毒纱布，5～7 天后拆线。

三、选穴与疗程

取穴少而精，每次以 1～3 穴为宜，多选肌肉比较丰厚部位的穴位。在一个穴位上作多次治疗时应偏离前次治疗的部位。每 2～4 周埋线 1 次，3～5 次为 1 个疗程。

四、术后反应及处理

（一）正常反应

由于埋线过程的损伤刺激和羊肠线（异性蛋白）刺激，1～5 天内埋线局部可出现红、肿、热、痛等无菌性炎症反应，一般不需处理。少数反应较重的病例，切口处有渗出液，若渗液较多，可用 75％乙醇棉球擦去，覆盖消毒纱布。少数患者可于埋线后 4～24 小时内体温轻度上升（38 ℃左右），但无感染征象，一般不需处理，通常体温持续 2～4 天后恢复。

（二）异常反应

少数患者因治疗中无菌操作不严或伤口保护不好，造成感染。一般在治疗后 3～4 天出现埋线局部红肿、疼痛加剧，并可伴有发热，应予局部热敷或抗感染处理。个别患者对羊肠线过敏，出现局部红肿、瘙痒、发热，甚至切口处脂肪液化、羊肠线溢出等反应，应予抗过敏处理。埋线过程中若损伤神经，可出现神经所支配的肌肉群瘫痪或感觉异常，应及时抽出羊肠线，并予适当处理。

五、适应证与禁忌证

(一)适应证

穴位埋线法主要用于慢性病证，如哮喘、胃痛、腹泻、遗尿、面神经麻痹、腰腿痛、肩周炎、偏瘫、痿证、癫痫、脊髓灰质炎后遗症、神经症等。

(二)禁忌证

皮肤局部有感染或有溃疡时不宜埋线，肺结核活动期骨结核、严重心脏病或妊娠期等均不宜使用本法。

六、注意事项

(1)严格无菌操作，防止感染。

(2)埋线宜埋在皮下组织与肌肉之间，肌肉丰满的部位可埋入肌层，羊肠线头不可暴露在皮肤外面。羊肠线不能埋在脂肪层或过浅层，以防不易吸收、溢出或感染。

(3)根据不同部位，掌握埋线的深度，不要伤及内脏、大血管和神经干。

(4)皮肤局部有感染或溃疡时不宜埋线，肺结核活动期、骨结核、严重心脏病或妊娠期等均不宜使用本法。

(5)羊肠线用剩后，可浸泡在75%乙醇中，或用苯扎溴铵处理，临用时再用生理盐水浸泡。

(6)注意术后反应，有异常现象时应及时处理。

第七节　穴位注射法

穴位注射法又称水针，是将适量中西药物的注射液注入一定穴位，通过针刺与药物对穴位的双重治疗作用，以防治疾病的方法。穴位注射法具有操作简便、用药量小、适应证广、作用迅速等特点。

一、针具

穴位注射法使用消毒或一次性的注射器与针头。可根据使用的药物、剂量大小及针刺的深浅，选用不同规格的注射器和针头。一般可使用 1 mL、2 mL、

5 mL注射器，若肌肉肥厚部位可使用 10 mL、20 mL 注射器。针头可选用 5～7 号普通注射针头、牙科用 5 号长针头以及肌肉封闭用的长针头等。

二、常用药物

凡可用于肌内注射的药液均可供穴位注射用，常用的穴位注射药液有以下 3 类。

(一)中草药制剂

如丹参注射液、川芎嗪注射液、银黄注射液、柴胡注射液、威灵仙注射液、徐长卿注射液、清开灵注射液等。

(二)维生素类制剂

如维生素 B_1 注射液、维生素 B_6 注射液、维生素 B_{12} 注射液、维生素 C 注射液。

(三)其他常用药物制剂

5%～10%葡萄糖、生理盐水、三磷酸腺苷、神经生长因子、胎盘组织液、硫酸阿托品、山莨菪碱、青霉素、泼尼松龙、利多卡因、氨丙嗪等。

三、操作方法

(一)操作程序

选择适宜的消毒注射器和针头，抽取适量的药液，在穴位局部消毒后，右手持注射器对准穴位或阳性反应点，快速刺入皮下，然后将针缓慢推进，达一定深度后，进行和缓的提插，当获得得气感应时，回抽无血后，再将药液注入。凡急性病、体强者可用快推药液的较强刺激，慢性病、体弱者可用缓推药液的较弱刺激，一般疾病用中等速度推药液。如推注药液较多，可采用由深至浅，边推药液边退针，或分几个方向注射药液。

(二)注射剂量

穴位注射用药的剂量取决于注射部位和药物性质及浓度。一般耳穴每穴注射 0.1 mL，面部每穴注射 0.3～0.5 mL，四肢部每穴注射 1～2 mL，胸背部每穴注射 0.5～1 mL，腰臀部每穴注射 2～5 mL 或 5%～10%葡萄糖每次注射 10～20 mL；而刺激性较大的药物（如乙醇）和特异性药物（如抗生素、激素、阿托品等）一般用量较小，每次用量为常规量的 1/10～1/3。中药注射液的穴位注射常规剂量为 1～4 mL。

(三)选穴与疗程

选穴原则同毫针刺法。选穴宜少而精，以 1～3 个腧穴为宜。为获得更佳疗效，尽量选取阳性反应点进行注射。每天或隔天注射1次，治疗后反应强烈者可间隔2～3天注射1次，所选腧穴可交替使用。6～10次为1个疗程，疗程间休息3～5天。

四、适应证与禁忌证

（一）适应证

穴位注射法的适用范围广泛，凡是针灸的适应证大部分都可用本法治疗，如痹证、中风、痿证、扭挫伤、面瘫、三叉神经痛、坐骨神经痛、头痛、失眠、心悸、心痛、高血压、眩晕、感冒、咳嗽、哮喘、胃痛、腹痛、泄泻、痢疾、乳痈、肠痈、淋病、风疹、痤疮、银屑病、目赤肿痛、咽喉肿痛、中耳炎、鼻炎、痛经、不孕症、月经不调、崩漏、带下、小儿麻痹后遗症等。

（二）禁忌证

晕针者和所用药物有禁忌者禁用。

五、注意事项

（1）严格无菌操作，防止感染。

（2）穴位注射后局部通常有较明显的酸胀感，随后局部或更大范围有轻度不适感，一般1天后消失。

（3）注意注射用药的有效期、有无沉淀变质等情况，凡能引起变态反应的药物，如青霉素、链霉素等，必须先做皮试。

（4）一般注射药液不宜注入关节腔、脊髓腔和血管内。还应注意避开神经干，以免损伤神经。

第八节　耳穴埋豆法

耳穴埋豆法是用胶布将药豆准确地粘贴于耳穴处，给予适度的揉、按、捏、压，使其产生酸、麻、胀、痛等刺激感应，以经络传导达到防治疾病的一种操作方法。此法能持续刺激穴位，因其安全方便、有效，已越来越多地替代了耳针针刺和耳穴埋针，目前广泛应用于临床。神经衰弱、神经性头痛、戒断综合征、更年期综合征等神志障碍类疾病是耳穴埋豆疗法治疗的优势病种。

一、器械选择

王不留行籽(或磁珠、菜子)、胶布、镊子、75%乙醇棉球。

二、体位

一般采用坐位,如年老体弱、病重或精神紧张者宜采用卧位。

三、施术方法

(一)确定穴位

进行耳穴探查,找出阳性反应点,并结合病情,确定主辅穴位。主穴:耳穴神门、心、皮质下。配穴:心脾两虚加脾、胃区,肝肾不足加肝、肾区,肝胆湿热加胆区。

(二)消毒

以乙醇棉球轻擦消毒。

(三)埋豆

左手手指托持耳郭,右手用镊子夹取割好的方块胶布(约 0.6 cm×0.6 cm),中心粘上准备好的药豆,对准穴位紧贴压其上,并轻轻揉按 1～2 分钟,使耳郭有发热、胀痛感。

(四)刺激强度

依患者情况而定,一般儿童、孕妇、年老体弱者用轻刺激,体质强壮者采用中度刺激。总体刺激量以轻中度刺激为主。

(五)疗程

每次以贴压 5～7 穴为宜,每天按压 3～5 次,隔 1～3 天换 1 次,两组穴位交替贴压。两耳交替或同时贴用。留埋期间嘱患者多按压耳穴埋豆穴位。留埋时间为冬季留置 7～10 天,夏季可留置 1～3 天,留埋期间嘱患者多按压埋豆以刺激局部腧穴,每次 1～2 分钟,每天按压 2～3 次以加强疗效。

四、适应证与禁忌证

(一)适应证

神经衰弱、小儿近视、戒断综合征、更年期综合征、神经性头痛等。

(二)禁忌证

(1)对习惯性流产的孕妇须慎用。

(2)耳郭皮肤有炎症病变、溃破、冻疮等不宜采用。

(3)对过度饥饿、疲劳、精神高度紧张者不宜行强刺激。

(4)患有严重器质性病变、严重心脏病、高血压患者不宜行强刺激。

五、注意事项

(1)埋豆法取材不必过于限制,可以就地取材。如油菜籽、小米、莱菔子等均可替代使用。

(2)操作过程中,要严格消毒,防止感染。因耳郭在外,表面凹凸不平,结构特殊,防止因埋豆手法不当或过重致使皮肤溃破,出现化脓性软骨膜炎。

(3)个别患者可能对胶布过敏,局部出现红色粟粒样丘疹并伴有痒感,可加用肾上腺穴或改用其他刺激方法。

(4)密切观察患者耳穴埋豆法的反应及胶布固定是否良好,如有不适,应立即停止并通知医师进行相应处理。

六、不良反应及处理

(一)晕厥

晕厥指在耳穴埋豆疗法操作过程中出现的晕厥现象。出现晕厥的概率很低,一旦发生,处理方法参照晕针。

(二)胶布过敏

少量患者在胶布粘贴处可能会出现皮肤瘙痒、红色粟粒样丘疹、水疱,甚至破溃等胶布过敏症状。如果发生胶布过敏症状,首先揭去胶布,用爱尔碘液擦拭过敏皮肤或改用其他刺激方法。

(三)皮肤溃破

在耳穴埋豆法操作过程中,因埋豆手法不当或过重致使皮肤溃破的现象。一旦发生皮肤破溃,参照外科伤口处理要求进行消毒护理。

第二章 内科常见病的针灸治疗

第一节 支气管哮喘

一、概述

支气管哮喘简称哮喘，是常见的慢性呼吸道疾病之一，是由多种细胞和细胞组分参与的气道慢性炎症性疾病。这种慢性炎症导致的气道高反应性，通常出现广泛多变的可逆性气流受限，并引起反复发作的喘息、气急、胸闷或咳嗽等症状，常在夜间和/或清晨发作、加剧，多数患者可自行缓解或经治疗后缓解。该病一年四季均可发生，以寒冬季节及气候急剧变化时发病较多，不受年龄限制。

支气管哮喘属于中医学“哮病”的范畴，是一种常见的反复发作的肺系病证，中医称之为“哮病”“气喘病”，“哮”指喉中有哮鸣声，“喘”指呼吸困难。以发作性喉中哮鸣有声，呼吸困难，甚则喘息不能平卧为主要表现。

二、病因、病机

宿痰内伏于肺，每因外感、饮食、情志、劳倦等因素，以致痰阻气道、肺失宣降，是支气管哮喘的基本病因、病机。

(一)痰伏于内

痰为体内的病理产物，哮喘的形成与发作，均以痰为基本病因。产生痰的原因很多，由于痰为津液败浊所成，而脾主饮食水谷的精华与水湿的运化，所以一般常说“脾为生痰之源”，但除脾运失健之外，其他脏腑的功能失调也能产生痰，同时与外界各种致病因素对人体的影响也分不开。如外感风寒而失于表散，或燥热之邪袭肺，病邪由浅入深，留于肺系，影响人体气机和津液的流通，日久而变生痰浊；或因饮食不节，恣食厚味肥甘，嗜饮茶水、酒浆，损伤脾胃；或因长期吸烟，熏灼气道，亦能生痰。此外，如愤怒忧思不断，气机郁滞；或病后体弱，失于调摄，也能造成脏腑功能失调，从而产生痰浊。痰伏于内，胶结不去，遂成为哮病的宿根，一经新邪引动，则痰随气动，聚于肺系，发为哮喘。

(二)肺失宣降

肺主气，司呼吸，外合皮毛，主宣发和肃降。痰浊既为哮喘的宿根，又因其久留人体不去，而使正气逐渐虚弱。脾土虚弱，运化功能低下，则新痰日生；肺气耗散，卫外不固，又易致外邪入侵。如因外受风寒，或淋雨践露，或气候突然变化，或正值节气递换，宿痰为新邪引动；或积食化热，火升气逆；或情志违和，或疲劳困乏；以至痰动气阻，壅于肺系，使肺气既不得宣发于外，又不能肃降于下，上逆而为喘息急促，而哮鸣作声。

总之，哮喘的病理因素以痰为主，痰伏藏于肺，成为发病的“宿根”。此后如遇气候突变、饮食不当、情志失调、劳累等多种诱因，均可引起发作。发作期的基本病机变化为“伏痰”遇感引触，痰阻气闭，以邪实为主。若反复久发，肺脾肾渐虚，则在平时也有正虚表现，当大发作时，可见正虚与邪实相互错杂，甚则发生喘脱。

三、诊断

(一)发病特点

哮喘大多起病于童稚之时，与禀赋有关，以后可因感冒、气候变化、疲劳、饮食不当、起居失宜等诱因引动而发作，常数年、数十年发作不愈。且发作常有明显的季节性。一般发于秋初或冬令者居多，其次是春季，至夏季则缓解。但也有常年反复发作者。发作时以呼吸迫促、喉间痰鸣有声以及咳嗽、咯痰、胸闷为特点。

(二)临床表现

1.哮喘发作时的表现

哮喘常突然发作，或先有寒热、打喷嚏、鼻痒、咽痒、咳嗽或胸闷、恶心、呕吐、腹胀、情绪不宁等症状而后出现哮喘并逐渐加重。患者呼吸困难，呼气延长，往往不能平卧，伴有哮鸣、咳嗽，痰多呈黏液样或稀水样，咯吐不利，如能咯出黏痰则痰鸣气喘可得暂时平息，而移时复作。哮喘严重时，甚至张口出气，两肩高耸，心跳心慌，额部冷汗淋漓，面唇紫黑，睛突，烦躁不安，痛苦异常。每次发作可持续数分钟、数小时或数天不等。

2.哮喘缓解期的表现

缓解期可有轻度咳嗽、咯痰、呼吸紧迫感等表现,但也有毫无症状者;病程日久,反复发作者,平时亦可见气喘、咳嗽、咯痰,呼吸时喉间有声,以及自汗畏风、神疲形瘦、腰酸、水肿等症状。

(三)诊断标准

(1)发作时喉中哮鸣有声,呼吸困难,甚则张口抬肩,不能平卧,或口唇指甲发绀。

(2)呈反复发作性。常因气候突变、饮食不当、情志失调、劳累等因素诱发。发作前多有鼻痒、打喷嚏、咳嗽、胸闷等先兆。

(3)有过敏史或家族史。

(4)两肺可闻及哮鸣音,或伴有湿啰音。

(5)嗜酸性粒细胞计数可增高。

(6)痰液涂片可见嗜酸性粒细胞。

(7)胸部X线检查一般无特殊改变,久病可见肺气肿征。

四、中医辨证

(一)辨证要点

1.辨冷哮、热哮

哮喘在发作期主要表现为实证,但有寒热之别。寒证内外皆寒,谓之冷哮;其证喉中哮鸣如水鸡声,咳痰清稀,或色白而如泡沫,口不渴,舌质淡,苔白滑,脉象浮紧。热证痰火壅盛,谓之热哮;其证喉中痰声如曳锯,胸高气粗,咳痰黄稠胶黏,咯吐不利,口渴喜饮,舌质红,舌苔黄腻,脉象滑数。

2.辨肺、脾、肾之虚

哮喘在缓解期可表现为虚证,但有肺虚、脾虚、肾虚之异。肺气虚者,证见自汗畏风、少气乏力;脾气虚者,证见食少、便溏、痰多;肾气虚者,证见腰酸耳鸣、动则喘乏。俱当加以辨别,分清主次。

(二)证候

1.发作期

由于哮喘反复发作,经久不愈,而致瘀血、痰浊内生,正气损伤。因此,在急性发作期,除以冷哮、热哮、风哮常见外,尚可在此基础上兼见瘀血、痰浊、正虚等不同。

(1)冷哮:初起恶寒,发热,头痛,无汗,咳嗽,呼吸紧迫感,喉痒、鼻痒或身痒,鼻流清涕如水样;继则喘促加剧,喉中痰鸣如水鸡声,咳吐稀痰,不得平卧,胸膈满闷如窒,面色苍白或青灰,背冷,口不渴,或渴喜热饮。舌质淡,苍白滑,脉浮紧。也有一开始就突然发作,咳喘哮鸣皆呈,而兼见恶寒、发热、头痛等表证者。

(2)热哮:发热,头痛,有汗,气促胸高,喉中哮鸣,声若曳锯,张口抬肩,不能平卧,痰色黄而胶黏浓稠,呛咳不利,胸闷,烦躁不安,面赤,口渴喜饮,大便秘结。舌质红,苔黄腻或滑,脉滑数。

(3)风哮:时发时止,发时喉中哮鸣有声,反复发作,止时又如常人,发作前多有鼻痒、咽痒、打喷嚏、咳嗽,舌淡苔白,脉浮紧。

(4)虚哮:反复发作,甚者持续喘哮,咳痰无力,声低气短,动则尤甚,唇甲发绀,舌质紫暗,脉弱。

2.缓解期

(1)肺气亏虚:平素自汗,怕风,常易感冒,每因气候变化而诱发,发病前喷嚏频作,鼻塞,流清涕,舌苔薄白,脉濡。

(2)脾气亏虚:平素痰多,倦怠无力,食少便清,每因饮食失当而引发,舌苔薄白,脉细缓。

(3)肾气亏虚:平素气息短促,动则为甚,腰酸腿软,脑转耳鸣,不耐劳累,下肢欠温,小便清长,舌淡,脉沉细。

五、针灸治疗

针灸的干预时机主要在支气管哮喘的慢性持续期和临床缓解期。

(一)毫针刺法

1.取穴

(1)主穴:肺俞(双)、定喘(双)、风门(双)。

(2)配穴:气喘急促明显者取任脉的天突、膻中;胸闷、咳嗽、痰多者取肺经的中府(双)、尺泽(双)、列缺(双)、鱼际(双);咳喘乏力,动则尤甚者取胃经的足三里(双)、脾经的三阴交(双)、肾经的太溪(双)。

2.操作方法

根据患者的病情及所选穴位,选择适合的体位。行针时根据针刺部位,行提插捻转手法,以患者得气为度,根据患者的病情施以补法或平补平泻手法。肺俞、风门、中府应斜刺,不可向内深刺,以免伤及肺脏,引起气胸。每次留针30分钟,每隔10分钟行针1次。一般针后于大椎、肺俞之间加拔一个大号火罐,留罐10分钟。在慢性持续期，双侧肺俞可接电针，以加强刺激，波形用疏密波，频率为20 Hz，强度以针柄轻微颤动、患者能耐受为度。每天1次或隔天1次，10次为1个疗程，疗程之间可休息1～3天。

（二）电针法

1.处方一

（1）取穴：定喘、肺俞、膻中、大椎、足三里、脾俞、大杼、肾俞。

（2）操作方法：常规操作，电针20分钟。每天1次，7天为1个疗程，一般连续治疗2个疗程。

2.处方二

（1）取穴：孔最、鱼际、定喘、肺俞；痰多加丰隆，有呼吸道炎症加大椎，体质虚弱加足三里，合并肺气肿加关元、肾俞。

（2）操作方法：常规操作，每次选2～4穴，各穴交替使用，多采用密波，也可用连续波，5分钟后改用疏密波，刺激量由中等刺激逐渐增加到强刺激，每次15～60分钟。每天1次或2次，10次为1个疗程，每疗程间隔3～7天。

（三）三棱针法

（1）取穴：百会、大椎、风门、肺俞。

（2）操作方法：穴位点刺常规操作，点刺后可放出适量血液或黏液，也可辅以推挤方法增加出血量或出液量，用消毒棉球擦拭血液，隔天1次。

（四）皮肤针法

（1）取穴：脊柱两侧、前肋间区、胸骨柄区、上腹部、腕骨后区，重点刺激第4～7颈椎至第1～5胸椎及其两侧。

（2）操作方法：常规操作，采用轻刺法、正刺法、重刺法。先用轻刺法叩刺脊柱两侧1～2遍，再用重刺法刺激第4颈椎至第5胸椎及其两侧4～5遍，然后再用正刺法对前肋间区、胸骨柄区、上腹部、腕骨后区做局部刺激。

（五）皮内针法

（1）取穴：交感、神门、枕、平喘、肺、大肠、气管、支气管、内鼻、咳喘、肺、肾等。

（2）操作方法：每次选用2～3穴，或先用探穴器探测压痛点。先将针具浸泡于75%乙醇中，穴位消毒后，临用时用消毒镊子夹住针柄，沿皮下将针刺入真皮内，针身可沿皮下平行埋入0.5～1.0 cm。然后用一长条胶布，顺针身的进入的方向粘贴固定在皮内，不致因运动的影响而使针具移动或丢失。2～3天换1次，一般3次为1个疗程。

（六）耳针法

1.取穴

（1）主穴：肺、肾、肾上腺、交感、定喘，或取交感神门、枕、平喘、肺、大肠、气管、支气管、内鼻、咳喘、肺、肾等。常用于发作期。

（2）配穴：三焦、肾上腺、咽喉、口等。

2.操作方法

每次选用2～3穴，或先用探穴器探测压痛点。毫针常规操作，针刺留针30～60分钟。

（七）头针法

（1）取穴：胸腔线。

（2）操作方法：局部常规消毒后，用1.5寸毫针沿皮肤快速进针，至帽状腱膜下层后，行快速捻转手法，捻转频率为150～200次/分，每次捻转持续1～2分钟，留针30分钟，其间间隔行针2～3次。哮喘持续发作时每天治疗2次，一般情况下每天1次，7次为1个疗程，疗程间隔3～5天。本法适用于哮喘发作期，如未发作，仅有胸闷、气短等症状，可在双侧胸腔区埋针，2～3小时换1次，一般3次为1个疗程。

（八）温和灸法

1.取穴

（1）主穴：肺俞（双）、风门（双）、膏肓俞（双）、膻中、大椎。

（2）配穴：脾虚酌加脾俞（双）、足三里（双）；肾虚酌加肾俞（双）、气海、关元。

2.操作方法

持艾条距皮肤2～3 cm处悬灸，以皮肤出现红晕，同时患者感到热力徐徐深入体内而不感到灼痛为度，每次选用3～4个穴位，每穴灸5～10分钟。每天或隔天灸1次，5次为1个疗程，可连续灸治4～8个疗程。

（九）拔罐法

1.取穴

处方一：大椎、肺俞。处方二：风门、身柱。

2.操作方法

常规操作，两组腧穴交替选用。每次20分钟，每天1次，10次为1个疗程。在发作期最好能坚持连续治疗3个疗程。

(十)穴位贴敷法

1.处方一:白芥子散前后配穴贴敷

(1)取穴:大椎、肺俞(双)、脾俞(双)、肾俞(双);天突、膻中、气海、关元、足三里(双)。两组穴位交替使用或同时使用。

(2)药物:白芥子散加入姜汁混合成膏(糊),压成直径 1.2 cm、厚 0. 25 cm 左右的圆柱形小药饼,用无菌敷料固定在相应的穴位上,防止脱落。

(3)操作方法:两组穴位交替使用或同时使用。根据患者的耐受程度,每次可贴敷 4～6 小时。慢性持续期每次间隔 3～4 天,8～10 次为 1 个疗程;临床缓解期在三伏天时,每伏各取 1 天(最好在每伏的第 1 天)做穴位贴敷,3 次为 1 个疗程,可连续做 3 个疗程(3 个夏天)。

2.处方二:中药辨证穴位贴敷

(1)取穴。①主穴:肺俞(双)、大椎、膻中、天突。②配穴:慢性持续期可酌加定喘、中府(双)、风门(双);临床缓解期可酌加膏肓(双)、肾俞(双)、关元、足三里(双)。

(2)药物:仙灵脾、补骨脂、黄精、黄芪、怀山药、川芎、法半夏各 10 g,白芥子 30 g。肾阳虚加用附子、核桃肉各 10 g;肾阴虚去补骨脂,加用麦冬,将白芥子改为斑蝥。慢性持续期在上方的基础上根据辨证调整,偏热者可酌加清宣肺热之药,如鱼腥草、柴胡、地龙、冰片、葶苈子、桑白皮、黄芩各 10 g;偏寒者酌加疏散肺寒之药,如麻黄、细辛、荆芥、北杏仁、五味子、延胡索、甘遂各 10 g。

(3)操作方法:以上各药研末,加入姜汁等介质处理后混合成膏(糊),切成等大(1 cm×1 cm)的小药饼,用纱布覆盖,胶布固定。根据患者的耐受程度,每次贴敷 4～8 小时。每周 1 次,4 周为 1 个疗程。

(十一)穴位埋线法

1.取穴

(1)主穴:肺俞(双)、脾俞(双)、肾俞(双)、足三里(双)、丰隆(双)。

(2)配穴:肺虚型加中府(双);肺脾两虚型加章门(双);肺肾两虚型加京门(双)。

2.操作方法

取腹部、腿部穴位时,患者仰卧位;取背部穴位时,患者俯坐位或俯卧位。穴位皮肤常规消毒,将 000 号 1 cm 铬制羊肠线装入一次性的 8 号无菌注射针头前端内,腹部穴位在其局部下方向上平刺,背部穴位向脊柱斜刺,腿部穴位直刺,得气后边推针芯边退针管，使羊肠线埋入穴位皮下，线头不得外露。消毒针孔后，外敷无菌敷料，胶布固定24小时。根据羊肠线吸收的情况，每1～2周治疗1次，4～8次为1个疗程。

(十二)穴位注射法

(1)取穴：肺俞(双)、大椎。可酌情选用定喘(双)、天突、足三里(双)等，将上述穴位交替使用。

(2)操作方法：取黄芪注射液2 mL，每个穴位注射1 mL，双侧肺俞交替使用。针尖向脊柱方向斜刺1.0～1.5 cm，待患者有胀感后，回抽针筒，待无血后缓慢推注药液。每周2次，根据气候、环境等变化以及患者的病情确定疗程，一般2～3个月为1个疗程，可连续治疗2年。

(十三)耳穴埋豆法

(1)取穴：急性发作期和慢性持续期患者，根据病情需要，可选择下屏尖、肾上腺、气管、皮质下、交感、肺等穴位。

(2)操作方法：用磁珠或王不留行籽固定于相应穴位，每天按4～6次，以有酸胀感为度，每次3～5分钟，保留3～7天。

第二节 椎-基底动脉供血不足

一、概述

椎-基底动脉供血不足是由于各种病因引起的椎基底动脉狭窄闭塞而导致脑干、小脑或枕叶皮质的缺血。本病通常以发作性眩晕为主要临床表现，伴或不伴有耳鸣、恶心、呕吐、头痛、平衡失调、肢体麻木、意识障碍等症状。长时间反复发作可致椎-基底动脉血栓形成，引发卒中(中风)。眩晕多在头颈部快速转动或体位改变时发生，双下肢发软，站立不稳，可有耳鸣及听力减退。本病以中老年人常见，有视力障碍者约占40%，表现为视力减退、复视、幻视或黑矇。

椎-基底动脉供血不足属中医学“眩晕”“厥证”“中风先兆”等范畴。

二、病因、病机

中医学认为眩晕的病在脑，与肝、脾、肾三脏有关。眩晕的发病与体质、环境、饮食、劳倦等因素有关，以气、血、阴阳虚为本，以风、火、痰、瘀为标，发作期以实证表现为主，缓解期以虚证表现居多。但标实皆出于本虚，临床上呈现虚多实少，虚实错杂之象。

肝肾阴虚，脾肾阳虚是眩晕之病根。肝肾阴精亏虚，或素体阳盛，水不涵木，肝阳上亢，风火升动，脑窍受扰；脾胃为后天之本，气血生化之源，运化失司，气血虚弱，清阳之气不能上荣；脾主运化，若脾虚运化失职，则痰浊内生；肾虚不能化气行水，水泛为痰，痰阻经络，清阳不升，浊阴不降，脑窍失利；此外，肾藏精，生髓充脑，脑为髓海，精足则髓充，肾精亏虚，则髓海失养；更因精血髓相互资生，一荣俱荣，一损俱损，而致精髓不足，脑海失养，发为眩晕。久病致瘀或气虚血停成瘀，阻滞经络，气血不能上荣，清窍失养亦发眩晕。

“年四十而阴气自半”，脏腑功能衰退，故而眩晕大多发生于中年以上，可反复发作，部分患者阴虚阳亢，阳化风动，血随气逆，夹痰夹火，横窜经络，蒙蔽清房，可进展为眩仆、中风。

三、诊断

(一)临床表现

椎-基底动脉供血不足多见于中老年人，急性起病，多伴有颈椎病，或冠心病、心律失常、高血压、高脂血症和糖尿病等独立诱发因素，一般在数分钟至数小时缓解，每天发作数次或数天一次。

1.眩晕

患者有或无旋转性，常在头位改变诱发发作或加重，常于 2～5 分钟内达到高峰，持续 30 分钟至数小时，伴恶心(呕吐者少)，伴或不伴耳鸣、耳聋。

2.平衡障碍

患者出现站立不稳、踩空感，一过性走路时向患侧倾斜，指鼻试验不准。眼球震颤。

3.视觉障碍

患者有视物模糊、水平或垂直复视、黑矇、眼前闪光暗点。可伴一过性半身麻木无力、言语不清、倾倒发作、头痛。

(二)辅助检查

(1)经颅多普勒超声示椎-基底动脉血流量减少。

(2)头部 CT 和 MRI 检查可发现腔隙性梗死灶。

(3)单光子发射计算机断层成像检查测定脑局部血流量减少。

(4)脑干听觉诱发电位及眼震图异常。

(5)眼底检查:眼底动脉硬化改变。

(6)X线检查:部分患者X线颈椎正侧位片、斜片有不同程度的骨质增生、椎间孔变窄等改变。

四、中医辨证

(一)风阳上扰型

眩晕耳鸣,头痛且胀,遇劳、恼怒加重,肢麻震颤,失眠多梦,腰膝酸软,或颜面潮红,舌红苔黄,脉弦细数。

(二)肝火上炎型

头晕且痛,目赤口苦,胸胁胀痛,烦躁易怒,寐少多梦,舌红苔黄腻,脉弦数。

(三)痰浊上扰型

头重如蒙,视物旋转,胸闷作恶,呕吐痰涎,苔白腻,脉弦滑。

(四)髓海空虚型

眩晕,耳鸣,腰膝酸软,遗精滑泄,神疲健忘,少寐多梦。偏于阴虚者,五心烦热,颧红咽干,舌嫩红少苔,脉弦细数;偏于阳虚者,形寒肢冷,面色㿠白或黧黑,舌质胖嫩,脉沉细。

(五)气血虚弱型

眩晕,动则加甚,劳累则发,神疲懒言,气短声怯,心悸怔忡,健忘少寐,纳谷不香,面色㿠白或萎黄,唇甲无华,舌质淡嫩,边有齿痕,脉细弱。

(六)瘀血阻窍型

眩晕头痛,兼见健忘,失眠,心悸,精神不振,耳鸣耳聋,面唇紫黯,舌有瘀点或瘀斑,脉弦涩或细涩。

五、针灸治疗

(一)毫针刺法

(1)取穴:风池、颈椎穴(C_6～C_7之间旁开1.5寸)。

(2)操作方法:风池刺0.5～1.0寸(向对侧眼的方向刺);颈椎穴直刺1.5～3.0寸。徐徐提插捻转手法,间歇行针30～60分钟,10～15分钟行针一次。

(二)电针法

(1)取穴:风池、颈椎穴(C_6～C_7之间旁开1.5寸)。

(2)操作方法:在针刺穴位出现针感后接电针仪,选择疏密波型,频率 1～2 Hz,每次通电时间为 15～30 分钟,每天针 1 次,10 次为 1 个疗程,疗程间隔 2～3天。

(三)三棱针法

1.肝阳上亢

(1)取穴:百会、头维、大敦穴。

(2)操作方法:用三棱针点刺百会、头维穴处皮肤 0.2～0.3 cm 深,令每穴放血 10 余滴,同时对双侧大敦穴进行点刺放血,令每穴出血 5～6 滴。

2.风火上扰

(1)取穴:太阳、风池。

(2)操作方法:用三棱针点刺放血,令每穴出血 6～7 滴。风火甚者放血 10 余滴,能泻火;眩晕重者,加刺足窍阴,放血 5～6 滴,可增泻火之功。

3.痰浊眩晕

(1)取穴:头维、印堂、厉兑、隐白。

(2)操作方法:点刺放血,每穴放血 3～5 滴。

(四)耳针法

(1)取穴:风阳上扰选耳穴肝、胆、高血压点、目 1、目 2;肝火上炎选耳穴肝、胃、肺、眼;痰浊上蒙选耳穴脾、胃、肺、耳尖等;气血虚弱选耳穴肾上腺、皮质下、脾、胃;髓海空虚选耳穴肾上腺、肾、内分泌、皮质下、胃。

(2)操作方法:每次取 2～3 穴,毫针强刺激,留针 20～30 分钟,间歇捻针,每天 1 次,7 次为 1 个疗程。

(五)头针法

(1)取穴:眩晕伴耳鸣、听力减退者,取晕听区。

(2)操作方法:取坐位或仰卧位,局部常规消毒后,用 28～32 号 2.5 寸长的不锈钢毫针,与头皮成 30°左右夹角,用夹持进针法刺入帽状腱膜下,达到该区的应用长度后,用示指桡侧面与拇指掌侧面夹持针柄,以示指掌指关节连续屈伸,使针身左右旋转,每分钟捻转 200 次左右,捻转 2～3 分钟,留针 5～10 分钟,每天或间日针 1 次。

(六)艾条灸法

(1)取穴:百会、印堂、内关、后溪、足三里、太冲。

(2)操作方法:百会穴用艾条压灸法,即在百会穴上放置棉布 6～8 层,将艾条一端点燃，轻力按压在百会穴上方的棉布上，待病患处有温热感觉（1～2 秒）便迅速提高艾条，稍停一下再压下灸之，若艾条熄灭则重新点燃，每次压灸 50～100 下；印堂、内关、后溪、太冲用提插捻转平补平泻法，足三里进针得气后加艾条温和灸 30 分钟，每天 1～2 次，10 天为 1 个疗程。

（七）温针灸法

1.处方一

（1）取穴：百会、风池（双）、脑空（双）、两侧 $C_{2\sim7}$ 夹脊穴。

（2）操作方法：采用 3 号 1.5 寸毫针，头穴斜刺 0.5 寸，颈部穴位直刺 0.8～1.2 寸有酸胀或放射感后，将艾条切成 3 cm 左右长，套于针柄上点燃施灸，每穴灸 3 炷，以患者感觉局部温热为宜（主要为风池、夹脊穴）。每天治疗 1 次，15 次为 1 个疗程。

2.处方二

（1）取穴：风池。

（2）操作方法：患者取俯伏坐位，常规消毒所选穴位，用 28 号 2 寸毫针，双侧风池穴针尖向对侧眼球方向刺，得气后使针感上传于头，取 1.5 cm 长温灸艾条段置针柄上施以温针灸，1 天 1 次，灸 5 天休息 1 天，10 天为 1 个疗程，治疗 2 个疗程。

3.处方三

（1）取穴：病变节段的双侧颈夹脊穴。

（2）操作方法：用 1.5 寸毫针垂直进针后，针尖稍向内上方刺入颈椎横突下，患者可有明显的胀麻感，然后，剪取长 1.5～2.0 cm 的艾条段，点燃一端并在此端中心戳一小孔（注意勿穿过另端），将点燃端套置于针柄尾部。患部皮肤铺阻燃物以防火灰掉落烫伤。每天 1 次，留针 30 分钟，30 天为 1 个疗程。

（八）拔罐法

（1）取穴：肝阳上亢选取太阳、肝俞；痰浊中阻选取肺俞、脾俞；气血亏虚选气海、血海；髓海不足选脾俞、肾俞。

（2）操作方法：选择瓶口与拔罐部位相宜的火罐（玻璃罐、陶瓷罐、竹罐均可），用闪火法或投火法吸拔均可，一般留罐 3～5 分钟，以局部红晕或发紫为度。

（九）穴位贴敷法

1.处方一

（1）取穴：涌泉穴。

(2)操作方法:选取桃仁 12 g,杏仁 12 g,栀子 3 g,胡椒 7 粒,糯米 14 粒,捣烂用 1 个鸡蛋清调成糊状分 3 次,每晚睡前敷贴涌泉穴,晨起除去,每天 1 次,每次贴 1 足,交替贴敷,6 次为 1 个疗程(适于肝阳上亢型眩晕)。

2.处方二

(1)取穴:曲池、内关、外关、足三里、合谷、风池穴。

(2)操作方法:用表面磁通密度为 80～200 mT 的磁片贴放在所选定的穴位上,每周观察 1 次,酌情休息 1 天,1 个月为 1 个疗程。

(十)穴位埋线法

(1)取穴:根据病情选单侧或双侧风池透翳风、C_1 夹脊穴。

(2)操作方法:选用 2～4 cm 长的 0/2 号肠线,局麻后进针,一边推压针芯,将肠线平直植入穴位内出针。15 天治疗 1 次,2 次为 1 个疗程。同时灸百会穴,隔天 1 次,每次 7～10 壮,30 天为 1 个疗程。首先充分暴露穴位,将鲜姜切成 0.3 cm厚上穿数孔的薄片,用熟艾绒制成 1.5 cm×1.5 cm 圆锥形艾炷,把艾炷放在姜片上点燃施灸,以患者能耐受之最热的感觉为最佳温度,防止烧伤。

(十一)耳穴埋豆法

(1)取穴:肝、肾、神门、枕、内耳、脾。

(2)操作方法:将王不留行籽固定在耳穴部位,按压数分钟,嘱患者每天自行按压数次,每次约 1 分钟。

第三节　脑　卒　中

一、概述

脑卒中包括现代医学中的缺血性脑卒中(短暂性脑缺血发作、动脉粥样硬化性血栓性脑梗死、腔隙性脑梗死、脑栓塞)和出血性脑卒中(脑出血、蛛网膜下腔出血)两大类,又称脑血管意外,具有高发病率、高复发率、高致残率、高病死率的特点。

本病在中医学中称为中风,中风是中医学对急性脑血管疾病的统称。中医学中因其起病急骤,症见多端,变化迅速,与风性善行数变的特征相似,故以中风名之,是以猝然昏仆,不省人事,伴口眼㖞斜,半身不遂,语言不利,或不经昏仆而仅以歪僻不遂为症的一种疾病。

二、病因、病机

(一)年老体弱,或久病

气血亏损,脑脉失养,气虚则运血无力,血流不畅,而致脑脉瘀滞不通;阴血亏虚则阴不制阳,内风动越,携痰浊、瘀血上扰清窍,突发本病。

(二)劳倦内伤

烦劳过度,伤耗阴精,阴虚而火旺,或阴不制阳易使阳气鸱张,引动风阳,内风旋动,则气火俱浮,或兼挟痰浊、瘀血上壅清窍脉络。

(三)脾失健运

过食肥甘醇酒,致使脾胃受伤,脾失运化,痰浊内生,郁久化热,痰热互结,壅滞经脉,上蒙清窍;或素体肝旺,气机郁结,克伐脾土,痰浊内生;或肝郁化火,烁津成痰,痰郁互结,携风阳之邪,窜扰经脉,发为本病。饮食不节,脾失健运,气血生化无源,气血精微衰少,脑脉失养,再加之情志过极、劳倦过度等诱因,使气血逆乱,脑之神明不用,而发为中风。

(四)情志过极

七情所伤,肝失条达,气机郁滞,血行不畅,瘀结脑脉;暴怒伤肝,则肝阳暴张,或心火暴盛,风火相煽,血随气逆,上冲犯脑。凡此种种,均易引起气血逆乱,上扰脑窍而发为中风。尤以暴怒引发本病者最为多见。

综观本病,由于患者脏腑功能失调,气血素虚或痰浊、瘀血内生,加之劳倦内伤、忧思恼怒、饮酒饱食、用力过度、气候骤变等诱因,而致瘀血阻滞、痰热内蕴,或阳化风动、血随气逆,导致脑脉痹阻或血溢脉外,引起昏仆不遂,发为中风。本病是虚(阴虚、气虚)、火(肝火、心火)、风(肝风)、痰(风痰、湿痰)、气(气逆)、血(血瘀)6方面相互影响、相互作用的结果。以肝肾阴虚为根本,窍闭神匿、神不导气为病机关键。病位在脑,与心、肝、脾、肾诸脏密切相关。

三、诊断

(一)临床特点

脑卒中以患者突然晕倒、意识丧失或突然发生口眼㖞斜、偏瘫、失语、智力障碍为主要特征。常见先兆依次为:①头晕,特别是突然感到眩晕。②肢体麻木,突然感到一侧面部或手脚麻木，有的为舌麻、唇麻。③暂时性吐字不清或讲话不灵。④肢体无力或活动不灵活。⑤与平时不同的头痛。⑥不明原因突然跌倒或晕倒。⑦短暂意识丧失或个性和智力的突然变化。⑧全身明显乏力，肢体软弱无力。⑨恶心、呕吐或血压波动。⑩嗜睡状态。⑪一侧肢体抽动。⑫突然视物模糊。临床表现有一定局限性神经症状，发生在一侧大脑半球者，有对侧三瘫，即对侧的偏瘫、偏身感觉障碍、偏盲症状，或同时有失语。发生在脑干、小脑者则有同侧脑神经麻痹、对侧偏瘫或偏身感觉障碍，同侧肢体共济失调。严重病例有头痛、呕吐、意识障碍，甚至发生脑疝或死亡。

(二)诊断根据

(1)急性起病，患者多有半身不遂，口舌㖞斜，神志昏蒙，舌强言蹇或不语，偏身麻木。或头痛、眩晕、饮水呛咳、共济失调、目偏不瞬。

(2)神经功能缺损：主要为局灶性神经功能缺损，如一侧肢体(伴或不伴面部)无力或麻木，少数为全面神经功能缺损；一侧面部麻木或口角㖞斜；说话不清或理解语言困难；双眼向一侧凝视；一侧或双侧视力丧失或视物模糊；眩晕伴呕吐；既往少见的严重头痛、呕吐；意识障碍或抽搐。

(3)辅助检查：脑脊液、眼底检查及头颅CT、磁共振检查等有助于对脑卒中进行准确诊断。早期头颅CT检查有助于鉴别脑卒中属于出血性还是缺血性，还可以区分不同部位的出血，是脑卒中必需的首要检查。具体标准包括：①缺血性脑卒中常于安静状态下发病，发作急骤，多数无明显头痛、呕吐等先兆症状；有颈动脉系统和/或椎-基底动脉系统的症状和体征；脑血管造影检查显示不同部位脑动脉狭窄、闭塞或扭曲。造影摄片时应将颈部包含在内；急性缺血性脑卒中发作24～48小时后，头部CT可显示缺血病灶，磁共振检查提示动脉系统的狭窄和闭塞；局部脑血流测定，可提示局部脑缺血病变。②出血性脑卒中既往有高血压动脉硬化病史；突然出现意识障碍和偏瘫；CT表现为高密度影区，出血可破入脑室。临床上根据患者意识清醒与否、是否昏迷、偏瘫程度等将出血性脑卒中分为3级。

四、中医辨证

本病以突然昏仆、不省人事、半身不遂，或半身不遂、口角㖞斜、语言蹇涩为主要症状。根据病位浅深、病情轻重，可分为中经络与中脏腑两大类。中经络者，病位较浅，病情较轻，无神志改变，仅见半身不遂、口角㖞斜、语言蹇涩等症；中脏腑者，病位较深、病情较重，伴见神志不清、㖞僻不遂。

(一)中经络

病在经络,病情较轻。症见半身不遂,口角㖞斜,舌强语蹇,肌肤不仁,吞咽障碍,脉弦滑等。中经络可因络脉空虚、风邪入中或肝肾阴虚、风阳上扰引起。

1.络脉空虚

手足麻木,肌肤不仁,或突然口角㖞斜、语言不利、口角流涎,甚则半身不遂,或兼见恶寒发热、肢体拘急、关节酸痛等症,舌苔薄白,脉浮弦或弦细。

2.肝肾阴虚

平素头晕头痛,耳鸣目眩,腰酸腿软,突然发生口角㖞斜,舌强语蹇,半身不遂,舌质红或苔黄,脉弦细而数或弦滑。

(二)中脏腑

病在脏腑,病情急重。症见突然昏仆,神志迷糊,半身瘫痪,口㖞流涎,舌强失语。根据病因、病机不同,又可分为闭证和脱证。

1.闭证

闭证多因气火冲逆,血菀于上,肝风煽张,痰浊壅盛所致。症见神志不清,牙关紧闭,两手握固,面赤气粗,喉中痰鸣,二便闭塞,脉滑数或弦数。

2.脱证

由于真气衰微、元阳暴脱所致。症见昏沉不醒,目合口张,手撒遗尿,鼻鼾息微,四肢逆冷,脉细弱或沉伏。如见冷汗如油,面赤如妆,脉微欲绝或浮大无根,是真阳外越之危候。

五、针灸治疗

(一)毫针刺法

(1)取穴:双侧太溪、风池。局部刺络放血为主,伴肢体运动障碍者取患侧肩髃、曲池、手三里、外关、合谷、环跳、伏兔、阳陵泉、解溪、昆仑;伴口角㖞斜者加地仓、颊车、合谷、太冲。

(2)操作方法:医师选用 0.3 mm×45 mm 毫针针刺太溪穴、风池穴,皮肤常规消毒后,常规针刺,得气后提插捻转行强刺激 30 秒,留针 20 分钟,其间行针 1 次。

(二)三棱针法

(1)取穴:曲泽、十宣、委中,或上肢取曲泽、尺泽、曲池、外关,下肢取委中、阴陵泉、委阳。

(2)操作方法:穴位点刺常规操作。隔4天治疗1次,5次为1个疗程。

(三)皮肤针法

(1)取穴:喉结-天突、双侧人迎-气舍三条线

(2)操作方法:用皮肤针沿喉结-天突、双侧人迎-气舍三条线重刺,至皮肤潮红、出血,患者耐受为度,再取天突穴拔罐,留罐5分钟,隔天1次。其他穴均平补平泻,留针20分钟。每天1次,10次为1个疗程。每个疗程间隔2天。治疗期间治疗原发病药物继续服用。

(四)耳针法

(1)取穴:取瘫痪相应部位、耳穴、皮质下、缘中、肾、肝、脾穴。如果是肩部肌群瘫痪,需要加三焦、大肠、肺穴;如果是失语,需要加心、脾穴;如果是吞咽困难,需要加口、咽喉、耳迷根穴;如果是上肢瘫痪,需要加颌骨、透肩;如果是下肢瘫痪,需要加髋、膝、踝穴;如果是股四头肌瘫痪,需要加胃。

(2)操作方法:耳郭常规消毒后,先在患侧或对侧的瘫痪肢体相应区寻找敏感点,用耳毫针对准敏感点刺入,行针使"气至病所",然后针刺其他主穴,再根据瘫痪的情况选加配穴。用直刺或透刺法。取强刺激泻的手法,留针30~60分钟。也可用耳电针30分钟。每天针1次,20次为1个疗程。

(五)头针法

(1)取穴:顶颞前斜线、顶旁1线、顶旁2线。

(2)操作方法:局部常规消毒后,毫针平刺入头皮下,在针体进入帽状腱膜下层后,术者肩、肘、腕关节和拇指固定不动,以保持针刺不能上下移动。示指第1、第2节呈半屈曲状,用示指第1节的桡侧面与拇指第1节的掌侧面持住针柄,然后示指掌指关节作伸屈运动,使针体快速旋转,要求捻转频率在200次/分以上,持续2~3分钟,其特点是速度快,频率高,易激发针感,能在较短时间内达到有效刺激量。每次留针30分钟,留针期间反复捻转2~3次。行针后鼓励患者活动肢体。

(六)艾条灸法

(1)取穴:关元、百会、风市穴,也可配加合谷、丰隆、足三里。

(2)操作方法:将艾条一端点燃,在距皮肤2~3 cm处施灸,患者感觉有灼烫感时,再换一炷,连灸3炷。

(七)隔姜灸法

(1)取穴:天窗、百会。

(2)操作方法:将 0.3 cm 厚的新鲜姜片贴于穴位处,艾炷置于姜片上,点燃艾炷施灸,灸至皮肤潮红为度。

(八)拔罐法

(1)取穴:阳池、肩髃、阳陵泉、环跳、臂臑、秩边、曲池、丘墟等。

(2)操作方法:每次上下肢各选 1～2 穴,选大小适宜的火罐,用闪火法或投火法,将罐吸拔于所选穴位上,留罐 10 分钟,每天 1 次。医师在患者委中穴部位用手掌轻轻拍击数次,便于紫脉浮络充分暴露,再严格消毒,用三棱针对准穴位血络,快点疾出,不按其孔。放血量依病情而定,一般色浓紫者以转红为度。然后加拔火罐,出血量约 5 mL,每天 1 次。

(九)穴位埋线法

(1)取穴:手三里、足三里、阳陵泉、承山、三阴交。

(2)操作方法:每次选 1～3 穴,埋羊肠线,每月 1 次。本法主要用于治疗中风后遗症偏瘫患者。

(十)穴位注射法

(1)取穴:夹脊穴 5～14、足三里、阳陵泉、悬钟、承山、风市、解溪。

(2)操作方法:每次选 1～3 穴,用 5%防风注射液,或 5%人参注射液,每穴注入 0.3～0.5 mL,隔天治疗 1 次,15 次为 1 个疗程。

(十一)耳穴埋豆法

1.处方一

(1)取穴:取患侧或对侧患肢相应部位之敏感点。取皮质下、缘中、肝、脾配穴。

(2)操作方法:耳郭常规消毒后,按操作常规,将王不留行籽粘于一小方块胶布中心,先贴压在主穴敏感点上,顺时针旋转按压,使之得气,并嘱患者用意念配合医师的手法,使“气至病所”。再按压配穴,根据不同症状选用配穴,力争每穴都出现传感,最好气至病所。嘱患者如此法每天按压耳贴 3～5 次。隔天或隔 2 天换贴压另一侧耳穴,20 次为 1 个疗程。

2.处方二

(1)取穴:脑点、枕、心、脾、肾、神门、足、指穴。

(2)操作方法:每次取一侧耳穴,双耳交替使用。耳郭常规消毒后,按操作常规,将活血止痛膏剪成 0.6 cm×0.6 cm 的胶布,中心粘 1 粒王不留行籽,每块 1 粒,依次贴压在所选穴位上,边贴边按压。每天按压耳贴 3 或 4 次,每次 2～3 分钟,从耳垂顺序向上,同时活动患肢。每隔 3～5 天换贴 1 次,10 次为 1 个疗程。

第四节 失眠

一、概述

失眠是指睡眠时间和/或睡眠质量不足,并影响白天社会功能的一种主观体验,包括入睡困难、连续睡眠障碍。按临床表现分类:①睡眠潜入期长,入睡时间超过 30 分钟;②睡眠维持期短,夜间觉醒次数超过 2 次或凌晨早醒;③睡眠质量差,多噩梦;④总的睡眠时间少于 6 小时,次晨感到头昏、精神不振、嗜睡、乏力等。

按病程分类:①短期失眠,病程>4 周,<3 个月;②长期或慢性失眠,病程>6 个月。

本病属于中医学“不寐”的范畴,是指入睡困难,或睡而不酣,或时睡时醒,或醒后不能再睡,或整夜不能入睡的一类病症。

二、病因、病机

中医认为,不寐的病因很多,但多由阴血不足、脑海失养所致,与心、肝、脾、肾关系密切。其病理变化,以阳盛阴衰、阴阳失交为主。因为血之生成,来源于脾之水谷精微之所化。血上奉于心,则心得其养;血收藏于肝,则肝体柔和而魂得以藏;血统摄于脾,则生化不息,调节有度;血化为精,下藏于肾,上乘于心,滋养脑海,则心肾相交,神志安宁。暴怒、思虑、忧郁、劳倦、痰火等因素可伤及各脏,所以不寐之证以虚者为多。

三、诊断

(一)临床特点

1.病史

(1)长期的精神压力、负面情绪、噪声等不利环境刺激。

(2)不规律的作息时间。

(3)反复发作的短期失眠史。

(4)失眠家族史。

2.症状

不同类型的失眠,临床症状各有侧重。

(1)开始性失眠:即入睡困难,表现为睡眠潜伏期明显延长,入睡时间一般长于30分钟。

(2)维持性失眠:即睡眠浅、容易觉醒或频繁觉醒。表现为每晚要觉醒15%～20%的睡眠时间,而正常人一般不超过5%。

(3)早醒:即比平时醒得早,而且常常醒后不能再入睡。

(4)通宵不眠:即整个晚上不能入睡。

3.体征

本病体征因人而异,多数患者不伴有明显的体征,有高血压、冠心病等基础疾病的患者会出现血压升高、心悸、心前区不适等体征。

(二)诊断要点

(1)难以入睡,睡眠不深,易醒,多梦,早醒,醒后不易再睡,醒后感不适,疲乏或白天困倦。

(2)社会功能受损,白天头昏乏力,精力不足,疲劳,昏昏欲睡,注意力不集中。严重者出现记忆力下降,严重影响工作。

(3)上述情况每周不少于3次,持续至少1个月。

(4)排除各种躯体疾病或精神疾病所致的继发性失眠。

(5)失眠的客观指标,即睡眠的潜伏期超过30分钟,每夜睡眠少于6小时,夜间醒觉时间超过30分钟。

四、中医辨证

(一)心火偏亢

心烦不寐,躁扰不宁,怔忡,口干舌燥,小便短赤,口舌生疮,舌尖红,苔薄黄,脉细数。

(二)肝郁化火

急躁易怒,不寐多梦,甚至彻夜不眠,伴有头晕头胀,目赤耳鸣,口干而苦,便秘溲赤、舌红苔黄,脉弦而数。

(三)痰热内扰

不寐,胸闷心烦,泛恶,嗳气,伴有头重目眩、口苦,舌红苔黄腻、脉滑数。

(四)胃气失和

不寐,脘腹胀满,胸闷嗳气,嗳腐吞酸,或见恶心呕吐、大便不爽,舌苔腻,脉滑。

(五)阴虚火旺

心烦不寐,心悸不安,腰酸足软,伴头晕、耳鸣、健忘、遗精,口干津少,五心烦热,舌红少苔,脉细而数。

(六)心脾两虚

多梦易醒,心悸健忘,神疲食少,头晕目眩,伴有四肢倦怠、面色少华,舌淡苔薄,脉细无力。

(七)心胆气虚

心烦不寐,多梦易醒,胆怯心悸,触事易惊,伴有气短自汗、倦怠乏力,舌淡,脉弦细。

五、针灸治疗

(一)毫针刺法

1.取穴

(1)主穴:四神聪、神门、三阴交。

(2)配穴:肝火扰心者加肝俞、太冲;痰热扰心者加丰隆、内庭;心脾两虚者加脾俞、心俞;心肾不交者加肾俞、心俞;心胆气虚者加心俞、胆俞。

2.操作方法

穴位常规消毒。四神聪向后平刺 0.6～0.8 寸,提插捻转平补平泻法;神门向上斜刺 0.5 寸,采用提插捻转泻法;三阴交直刺 1 寸,采用提插捻转补法。配穴根据虚补实泻的原则,采用提插捻转补泻的方法。针刺得气后,留针 30 分钟。

(二)电针法

(1)取穴:同毫针刺法取穴。

(2)操作方法:主穴每次治疗必选,配穴根据辨证选取。将电针仪的电极片负极放置在主穴,正极放置在配穴。或毫针针刺各穴后,主穴连负极,配穴连正极。选连续波,频率 30 次/分,中等刺激强度,通电 30 分钟。每天 1 次,10 次为 1 个疗程。1 个疗程结束后间隔 3 天,开始下 1 个疗程。

(三)皮肤针法

(1)取穴:$C_{1\sim7}$两侧、$T_{5\sim12}$两侧。

(2)操作方法:先从颈椎开始,自上而下印刺两遍。然后在 $T_{5\sim12}$ 作横行刺,每横行部位叩刺 3 针。

(四)皮内针法

(1)取穴:神门、心点、脾点、皮质下点、内分泌点、肝、胃、胆、肾的位置,或皮质下、神门、心、交感、肝、枕、耳窝上、三焦。

(2)操作方法:常规操作,贴敷后进行轻缓地按压,按压至穴位微痛。每次按压的时间为3～5分钟。

(五)耳针法

1.取穴

(1)主穴:神门、皮质下、枕、胃、脾。

(2)配穴:气虚者加肺、心;阳虚者加心、肾;阴虚者加肾、肺;血瘀者加心、三焦;痰湿者加肾上腺、肺;湿热者加肺、三焦;气郁者加肝、肾。

2.操作方法

毫针常规操作,留针时间为15分钟,10次为1个疗程。

(六)头针法

1.取穴

(1)主穴:额旁1线。

(2)配穴:取神门、内关。心脾两虚者加顶中线;胃腑不和者加额旁2线;阴虚火旺者加枕上旁线;肝火上扰者加额旁3线。

2.操作方法

根据辨证属虚属实,而分别行补泻手法,采用复式补泻手法。针刺额旁1线的泻法:手持毫针,与头皮成15°角,运用指力使针尖快速刺入皮肤,针进帽状腱膜下层后,进针1寸,将针体平卧,然后用爆发力向外提,提针时,针体移动幅度不超过豆许,如此反复运针,直到得气(针下有酸、麻、胀、重感)。补法:进针同前,针尖进入1寸左右,用爆发力向里速插,同样使针体活动幅度很小,至多插入豆许。如此运针多次,直到得气为度。其他腧穴的补法、泻法同常规。以7次为1个疗程,疗程间休息两天,每天针刺1次,针刺时令患者取卧位,尽量保持周围环境安静,留针30～40分钟。

(七)腹针法

1.取穴

(1)主穴:中脘、下脘、气海、关元。

(2)配穴:心脾亏损型配商曲(左)、气穴(左)、上风湿点(左)、下风湿点(左)、大横;心胆气虚型配商曲(左)、气穴(左)、上风湿点;心肾不交型配商曲(左)、上风湿点(左)、下风湿点(左)、气穴;肝阳上扰型配商曲(左)、气穴(左)、上风湿点。

2.操作方法

主穴必取,其余穴位随症加减配穴,用毫针刺入后,不求得气,行针时轻刺激,留针30分钟左右。起针时用右手两指捏住针柄活动数次,缓缓拔出,迅速用干棉球压迫针孔片刻,或交给患者自己按压,以防出血。每天治疗1次,10次为1个疗程,疗程间休息1~2天。

(八)灸法

1.处方一

(1)取穴:神门、太溪、三阴交、大陵。

(2)操作方法:每次选用2~3穴,艾条温和灸,每穴15分钟,灸至局部红晕温热为度。每天1次,10次为1个疗程,精神紧张或身体劳累时可以灸1~2个疗程。适用于阴虚火旺型失眠。

2.处方二

(1)取穴:脾俞、心俞、神门、足三里。

(2)操作方法:艾炷隔姜灸,用黄豆大小艾炷,每穴5~7壮,临睡前30分钟施灸,皮肤有灼热感时移除。每天或隔天1次,10次为1个疗程。适用于气血两虚型失眠。

3.处方三

(1)取穴:中脘、丰隆、足三里、公孙。

(2)操作方法:艾条温和灸,每穴15分钟,灸至局部红晕温热为度。每天1次,灸至腹部不适感消失、大便正常后再巩固灸5~7次。适用于胃气失和型失眠。

4.处方四

(1)取穴:神门、丰隆、阴陵泉、筑宾。

(2)操作方法:艾炷无瘢痕灸,每穴6~8壮,灸至局部红晕温热为度,每天1次,10次为1个疗程,灸至睡眠改善为止。适用于痰热内扰型失眠。

5.处方五

(1)取穴:中脘、关元、气海、足三里。

(2)操作方法:温灸盒灸。患者取仰卧位,选用大号温灸盒,放在患者中脘、关元、气海穴上,将艾炷点燃置于温灸盒内,同时灸15~20分钟;另取艾条2根,将其一端点燃,双手同时灸足三里穴,灸10分钟,每天1~2次。适用于肾虚、脾胃虚弱之失眠。

6.处方六

(1)取穴:曲池、合谷、大椎。

(2)操作方法:艾炷隔姜灸。取鲜姜1块,切成直径3 cm左右,厚0.3~0.4 cm的薄片,中间以针刺几个小孔,然后将姜片置于应灸的穴位上,将艾炷放在姜片上点燃,每穴各灸1~3壮,每天1次。适用于外感热病导致的失眠。

7.处方七

(1)取穴:命门、肾俞、志室。

(2)操作方法:温灸盒灸。患者取俯卧位,选用中号和小号温灸盒,放患者命门穴及一侧肾俞、志室穴上,小号盒放在另一侧的肾俞及志室穴上,将艾炷点燃置于温灸盒内。同时灸15~20分钟,每天1~2次。适用于肾虚型失眠。

8.处方八

(1)取穴:丰隆、昆仑、太溪、涌泉。

(2)操作方法:艾条温和灸。患者卧位,取艾条2根,将其一端点燃,双手同时灸。每穴各灸6分钟,每天1~2次。适用于精神、神经疾病导致的失眠。

9.处方九

(1)取穴:昆仑、太溪、气海、太冲。

(2)操作方法:艾条温和灸。取艾条2根,将其一端点燃,双手同时灸,每穴各灸10分钟,每天1次。适用于肝郁气滞所致的失眠。

10.处方十

(1)取穴:肾俞、命门、太溪、三阴交、外关。

(2)操作方法:艾条温和灸。患者取合适体位,取艾条2根,将其一端点燃,双手同时灸肾俞、命门穴各10~15分钟,然后灸一侧太溪、三阴交穴各5~10分钟(下次灸另一侧太溪和三阴交穴),再灸外关穴2分钟,每天1~2次。对老年人失眠、脑血管病后遗症失眠及颈椎病引起的失眠疗效好。

(九)拔火罐法

(1)取穴:足三里、三阴交、神门。

(2)操作方法:患者取仰卧位,两手平放于身体两侧,掌心朝上,医师在需要拔罐的穴位上涂抹适量的经络油。医师左手持罐,右手用镊子夹住蘸有酒精的棉球,点燃棉球后伸入罐内旋转一圈马上抽出,然后迅速将火罐扣在足三里穴(左右)上,三阴交(左右)、神门(左右)也按照同样的方法操作,留罐15分钟。15分钟后,将罐依次取下,取罐时先用一手扶住玻璃罐,另一手按压罐缘的皮肤,使得空气进入罐内以后再取下。

(十)刮痧法

(1)取穴:头颈部选风池、四神聪、安眠;背部选大椎、心俞、肝俞、脾俞、肾俞;上肢部取神门;下肢部取丰隆、三阴交。

(2)操作方法:常规手法刮拭头面部各穴及神门、三阴交,采用点按法,一般根据患者的体质而定,体质强壮者采用泻法(重刮为泻),体质消瘦、年龄较大者采用补法(轻刮为补)。力度以受术者耐受为准,对选择的刮痧部位反复刮拭,直至刮拭出痧痕为止。心肾不交者心俞用泻法,肾俞用补法;属心脾两虚者心俞、脾俞用补法;属肝郁化火者大椎用泻法;属痰热内扰者丰隆用泻法。2 周为 1 个疗程,如效果较好可继续治疗 2 周,最好配合行为和饮食指导。

(十一)穴位埋线法

(1)取穴:心脾两虚型取神门、三阴交、心俞、脾俞;心肾不交型取神门、三阴交、心俞、肾俞、太溪;胃不和型取神门、三阴交、胃俞、足三里;肝阳上扰型取神门、三阴交、肝俞、太冲;心胆虚怯型取神门、三阴交、心俞、胆俞。

(2)操作方法:按无菌操作规程进行,穴位局部皮肤用 2.5%碘酊和 75%乙醇常规消毒。铺无菌洞巾,将医用 0～3 号羊肠线剪为约 1 cm 长,穿入 12 号腰穿针管内,针刺入穴位得气后,边退针边将羊肠线推入穴位内,出针时用消毒棉棒按压针孔,拔出腰穿针,继续按压针孔片刻,以防出血。埋入的羊肠线绝不能露出皮肤表面,如有外露,一定要将线抽出,更换新线后重新操作。然后用无菌纱布敷盖针孔,胶布固定。1 周内局部保持清洁,以防感染。每月治疗 1 次,左右侧穴位交替取用。

(十二)穴位注射法

1.取穴

(1)主穴:心俞、内关、三阴交、神门。

(2)配穴:心肝火旺加行间、阳陵泉、风池;脾胃失和加足三里、中脘、公孙;心肾不交加阴郄、照海、太溪、通里;气血两虚加三阴交、气海、膈俞;多梦者加魄户、通里;健忘者加志室、百会;眩晕者加风池;耳鸣者加听宫;遗精者加志室;恶心、呕吐者加公孙;头晕者加印堂;目赤者加太阳、侠溪。

2.操作方法

每次选用 3～5 穴,以维生素 B_1、维生素 B_{12}、维生素 B_6混合,亦可根据证型选用黄芪注射液或参麦注射液注入穴位,每次每穴注入 1.0～1.5 mL。每天或隔天 1 次,10～20 次为 1 个疗程。

(十三)耳穴埋豆法

1.取穴

(1)主穴:神门、心、脾、肾、皮质下。

(2)配穴:脑、枕、交感、内分泌、神经衰弱点。

2.操作方法

每次选用6～8穴,主穴、配穴合用,随症加减。治疗前先用耳穴探测棒在耳穴上寻找阳性点,用75%乙醇消毒耳郭,将贴有王不留行籽的胶布对准选定的耳穴,贴紧并加压,使患者有酸麻胀痛或发热感。失眠伴头晕头痛,急躁易怒者用重手法;年老体弱,倦怠纳差者用轻手法。嘱患者每天自行按压2～3次,每次每穴30秒。隔天换贴1次,5次为1个疗程。

第五节 面神经麻痹

一、概述

面神经麻痹也称面神经炎、面瘫,可分为单纯性面神经炎、Bell面瘫以及Hunt面瘫3种类型。目前临床上最多见的是Bell面瘫,指面神经管内段面神经的一种急性非化脓性炎症性疾病。该病任何年龄皆可发病,性别不限,全年中任何季节皆可发病。多数为单侧发病,极少数病例也可双侧同时发病。常有吹冷风或咽部感染史。

中医学称该病为“面瘫”“口僻”。多由正气不足,脉络空虚,卫外不固,风邪乘虚入中经络,导致气血痹阻,面部少阳脉络,阳明经筋失于濡养,以及肌肉纵缓不收而发。

二、病因、病机

本病以风邪为主因兼夹寒或热邪。

(一)风邪中络

本病多由风寒之邪,侵犯阳明、少阳经络,邪气壅滞,经气阻塞,经筋失养而纵缓不收发为本病。

(二)热邪滞络

多于素体阳盛,或五志过极,气郁化火,湿热内蕴被外感风热之邪引发,热邪壅滞阳明、少阳经筋,使筋肌纵缓不收而发本病。

(三)气血不足

素体亏虚,脉络空虚,卫外不固,邪气乘虚而入,痹阻经络而发病。

三、诊断

(一)临床表现

任何年龄均可发病。绝大多数为一侧性。有的在起病前1～2天有同侧耳区或面部的疼痛。患者往往是在清晨起床时发现闭目不全,口角㖞斜。

病侧面部表情肌瘫痪,前额皱纹消失,眼裂扩大,鼻唇沟平坦,口角下垂,面部被牵向健侧。面肌运动时,因健侧面肌的收缩牵引,使上述体征更为明显。进食时,食物残渣常滞留于病侧的齿颊间隙内,并常有口水自该侧淌下。泪点随下睑外翻而致泪液外溢。可有病侧舌前2/3味觉减退和/或听觉过敏。

(二)辅助检查

(1)肌电图检查是周围性面神经麻痹的主要检查。发病时查面部肌电图有病理电位及运动电位减少。

(2)血常规:常可见到白细胞计数增多。

(3)必要时结合CT以排除颅内病变所致的面神经麻痹。

(三)诊断标准

(1)部分患者有受凉风吹袭及耳后疼痛史。

(2)病侧上、下组面肌同时瘫痪。

(3)体格检查时,病侧额纹消失,蹙眉不能,眼睑不能闭合,或闭合不全,闭眼时眼球向外上方转动而露出白色巩膜。下眼睑外翻,鼻唇沟变浅,口角下垂,不能噘嘴和吹口哨,鼓腮时病侧漏气,食物滞留于齿颊之间。

以上(2)、(3)项标准具一项或一项中部分即可做出诊断。

(四)鉴别

1.中枢性面瘫和周围性面瘫的区别

中枢性面瘫是对侧皮质-脑桥束受损所致。眼裂以上的额部肌肉不出现瘫痪,仅在眼裂以下出现面部肌肉的瘫痪表现,多伴有同侧的偏瘫存在。

2.单纯性面神经炎、Bell面瘫和Hunt面瘫的区别

(1)单纯性面神经炎:面神经管出口以外部分的面神经炎症,多影响到鼓索神经。临床表现除面瘫症状外,还伴有同侧舌前味觉减退或消失。这种类型的神经炎易恢复。

(2)Bell面瘫:该型面瘫病变多位于面神经的茎乳突管段,影响到镫骨肌神经和岩浅大神经,除了面瘫的症状外还有同侧听觉过敏和味觉减退或消失,治疗时间稍长些。

(3)Hunt面瘫:多为面神经颅内膝状神经节受累,除面瘫、舌前2/3部味觉障碍,听觉过敏外,还有同侧唾液、泪液、分泌障碍,耳内及耳后疼痛,外耳道及耳壳出现疱疹。

四、中医辨证

(一)风邪袭络

突然口眼㖞斜,面部感觉异常,耳后、耳中隐痛,额纹浅或消失;鼓腮漏气,或有恶寒发热,鼻塞流涕;舌质淡红,苔薄白或薄黄,脉浮紧或浮数。

(二)虚风内动

口眼㖞斜,面部麻紧感,面肌蠕动,每于说话或情绪激动时口眼抽动,或有头晕耳鸣,目涩无泪;舌淡或红,少苔,脉弦细。

五、针灸治疗

(一)毫针刺法

1.急性期

(1)取穴:双侧风池、合谷、足三里。

(2)操作方法:取1寸毫针刺入上述穴位以得气为度,每天1次,每次留针半小时,连续10天为1个疗程。

2.恢复期

(1)取穴:印堂、阳白透鱼腰,承泣透睛明,太阳透下关,颊车透地仓,迎香透地仓,颊承浆,双侧合谷。

(2)操作方法:以穴位透刺为主,取穴少,透刺多,每天1次,每次0.5小时,中途每10分钟行针1次。

(二)电针法

1.取穴部位及针刺方向

电针治疗面瘫,应按照面肌瘫痪区域来选穴,大概有以下 5 组。①阳白、头维:枕额肌无力。患者表现为抬眉不能,或患侧额角处额纹短浅。针法为阳白透鱼腰,头维透额角,施捻转手法得气。②攒竹、阳白:皱眉肌无力。表现为患侧不能皱眉、抬眉。两穴均透向鱼腰。③迎香、四白:提上唇肌、眼轮匝肌无力。表现为患侧不能耸鼻、上唇示齿低于健侧。针刺时两穴均透向睛明。④地仓、下关:口轮匝肌无力,表现为患侧不能做噘嘴、吹哨动作。针刺时下关行直刺法,地仓行透刺法透向鼻唇沟。⑤夹承浆、颊车:降下唇肌无力。表现为患侧下嘴角不能做示齿或低于健侧。针刺时两穴均透向地仓。

2.操作方法

按照部位的需要选择 1～2 组穴位,选用平刺、透刺法,捻转勿提插,得气后将电针仪上每对输出的电极,分别接在组穴的两个穴位上,选择波型,调整频率,固定时间,一般为 20 分钟左右,打开开关后调节电流强度即可。每天治疗 1 次,或隔天治疗 1 次。

(三)三棱针法

(1)取穴:口颊黏膜内,对应于瘫痪面肌的部位。

(2)操作方法:患者先用生理盐水漱口,术者双手常规消毒,一手拇指套消毒指套,将患侧嘴角翻开,另一手持消毒三棱针在口颊黏膜上点刺 6～9 下,挤出少许瘀血,患者再用生理盐水漱口。此法适用于患侧面肌板滞、麻木以致食物滞留于颊齿之间,影响咀嚼。

(四)皮肤针法

1.叩刺法

(1)区域叩刺:局部叩刺,在面部瘫痪区叩刺;循经叩刺,循面部足阳明经、足少阳经叩刺。

(2)穴位叩刺:仅在穴位上进行叩刺。攒竹、丝竹空、阳白、颧髎、颊车、下关、牵正。

2.操作方法

针具及叩刺部位用 75% 乙醇消毒,医师拇指、中指、无名指持握针柄后部、示指伸直压在针柄上,针头对准叩刺部位,运用腕部的弹力,使针尖刺入皮肤后立即弹出,反复叩击,根据按线成行叩击(循经叩刺),也可在一定范围内环形叩击,或在一个点上重点叩击(局部叩刺)。根据叩刺强度,分 3 种叩刺法。

(1)轻刺激:用较轻腕力进行叩刺,面部皮肤略潮红,患者无疼痛感为度。适用于面瘫恢复期、气血不足患者。

(2)中等刺激:介于轻、重度刺激之间,面部皮肤潮红,但无渗血,患者稍感疼痛。适用于恢复期、后遗症期。

(3)重刺激:用较重腕力进行叩刺,局部皮肤可见微微渗血,患者自觉疼痛。适用于面瘫后遗症期及迁延不愈的瘀血阻滞型面瘫。

(五)耳针法

(1)取穴:面颊区、肝、眼、口、皮质下。

(2)操作方法:每次选 4～6 穴,用 30 号 0.5 寸毫针直刺,留针 10 分钟,每天 1 次,5 次为 1 个疗程。

(六)头针法

(1)取穴:头维穴、颞前线、顶颞前斜线下 1/3 处。

(2)操作方法:常规刺法,中强刺激,留针 30 分钟,每天 1 次,10 次为 1 个疗程。

(七)艾炷灸法

(1)取穴:翳风经耳垂下至牵正区域,上关、下关至牵正区域,下关、太阳至丝竹空区域,牵正、颊车至地仓区域,颧髎、迎香至地仓区域,阳白至鱼腰区域。

(2)操作方法:以上每个区域范围内均灸 5～7 壮,艾炷灸隔天 1 次,10 次为 1 个疗程。艾炷灸以穴为主,以穴带面,形成与面神经分布相一致的区域带,温经通络,扶正起陷。此法适用于面瘫各期及顽固性周围性面瘫患者。

(八)隔姜灸法

(1)取穴:阳白、牵正、地仓、颊车、颧髎、足三里。

(2)操作方法:将鲜生姜切成直径 2～3 cm,厚 0.2～0.3 cm 的薄片,中心用针穿刺数孔,上置小号陈艾炷点燃,放在穴位上施灸,艾炷燃尽后,易炷再灸,每穴灸 3 壮。每次选择 2～3 个腧穴,二次治疗交替选穴。此法适用于面瘫恢复期、后遗症期。

(九)温和灸法

(1)取穴:阳白、四白、颧髎、地仓、颊车、牵正、合谷。

(2)操作方法:将艾条的一端点燃,先靠近穴位皮肤,再缓慢提高,以患者感觉温热舒适而无灼痛感为度（一般距皮肤 2～3 cm 处），每个腧穴熏熨 10～15 分钟，面部腧穴交替选用，直至局部皮色红晕为止。风寒外袭型、气血不足型之面瘫各期适用本法。

（十）温针灸法

（1）取穴：颧髎、下关、牵正、合谷。

（2）操作方法：将 0.3 mm×40 mm 毫针刺入穴位，得气后，用平补平泻法，保持一定深度留针，取 1.0～1.5 cm 长艾条套在针柄上端，艾条距皮肤 3 cm 高；牵正穴选用 1 寸针具，取 1 cm 长艾条，点燃艾条下端施灸。以上步骤重复 3 次，约 30 分钟。每天 1 次，10 次为 1 个疗程，疗程间休息 2 天，进行下 1 个疗程。适用于面瘫各期、难治性面瘫，尤以风寒血瘀型最适宜。

（十一）刺络拔罐法

（1）取穴：患侧太阳、下关、颊车、地仓穴。

（2）操作方法：侧伏坐位，穴位常规消毒，取小号三棱针对准穴位点刺 2～3 点，深 3～4 mm，轻轻挤压针孔周围，令出血数滴，用内口直径约 3.5 cm 的小号玻璃火罐，用闪火法拔之，留罐 5～10 分钟。每次取穴 3 个，交替使用，隔天一次，3 次为 1 个疗程，疗程间隔 3 天。

（十二）穴位贴敷法

穴位贴敷的药物种类很多，仅介绍以下 2 种。

1.外敷白芥子

（1）取穴：以患侧地仓、颧髎、牵正、阳白穴位为中心，直径 2 cm 左右的区域。

（2）操作方法：取白芥 100 g，捣碎，加适量白开水调匀，使成糊状，平摊在纱布上，待药温度接近于体温时，将药敷于患侧穴区，用绷带固定，然后注意保温，2 小时后取下，切不可超过时间，只用药 1 次。此法适用于面瘫急性期。

2.外敷生姜

（1）取穴：患侧面颊及耳周部。

（2）操作手法：鲜生姜 120 g，切碎成饺馅样，放于砂锅内加热至 60°～80°，用两块双层纱布包裹交替在患侧面部热熨，使整个面瘫部位潮红，有火烧感为度。一般 1 次治疗 30 分钟，每天 1 次，连续治疗。此法适用于面瘫各个时期均可应用。

(十三)穴位注射法

1.药液

穴位注射的常用药物有以下3类。①中草药制剂:如复方当归注射液、丹参注射液等。②维生素制剂:如维生素 B_1、维生素 B_{12} 等。③其他制剂:生理盐水、葡萄糖注射液、普鲁卡因等。

2.取穴

阳白、颧髎、地仓、颊车、牵正、迎香、口禾髎、夹承浆。

3.操作方法

常规消毒,取5 mL注射器,用口腔科5号针头抽取药液,将针头刺入腧穴0.2～0.5寸,微提插,微微得气,先回抽,无回血后,缓缓推入药液0.2～0.5 mL,每天1次,其中阳白穴选用夹持进针法,注射药液减少至0.2 mL。每次选取腧穴3～4个,隔天1次交替注射上述诸穴。多用于恢复期或顽固性面瘫患者。

(十四)耳穴埋豆法

(1)取穴:面颊区、神门、肝、交感、额、上颌、下颌。

(2)操作方法:现临床多用直接观察法和压痛法。直接观察法即用肉眼在自然光线下,对耳郭由上到下,由内至外,仔细观察有无脱屑、充血、丘疹、硬结等;压痛法即用探棒选择与疾病相应部位,从周围向中心按压仔细寻找压痛点,探查时手法要轻、慢、均匀。找到反应点后,贴压王不留行籽,夏季每3天更换1次,春秋冬季可4～5天更换1次,双耳轮流贴敷。嘱患者每天按压刺激贴压穴区3～5次,每穴按压30～60秒。面瘫各个时期均可采用。刺激强度以患者耐受为度,刺激至耳郭充血发热发胀,不要用力过猛,以免损伤局部皮肤,造成感染。

第六节　习惯性便秘

一、概述

习惯性便秘也称功能性便秘,指排便次数减少、粪便量减少、粪便干结、排便费力,病程至少6个月。随着年龄的增长,患病率明显增加。排便过程通过外周神经兴奋,将冲动传至肠神经丛、脊髓、大脑皮质,引起一系列生理反射和与排便有关的肌肉协调收缩而完成，任何一个环节出现障碍都可导致便秘。习惯性便秘多由不良习惯引起，亦可因多种疾病引起。

中医称本病为“脾约”，为临床常见病症，尤以中老年为多。

二、病因、病机

(一)病因

便秘主要是由外感寒热之邪，内伤饮食情志，病后体虚，阴阳气血不足等，热结、气滞、寒凝、气血阴阳亏虚，致使邪滞胃肠、壅塞不通；肠失温润，推动无力，糟粕内停，大便排出困难，发为便秘。

1.素体阳盛

素体阳盛，或热病之后，余热留恋，或肺热肺燥，下移大肠，或过食醇酒厚味，或过食辛辣，或过服热药，均可致肠胃积热，耗伤津液，肠道干涩失润，粪质干燥，难于排出，形成所谓“热秘”。

2.情志失调

忧愁思虑，脾伤气结，或抑郁恼怒，肝郁气滞，或久坐少动，气机不利，均可导致腑气郁滞，通降失常，传导失职，糟柏内停，不得下行，或欲便不出，或出而不畅，或大便干结而成气秘。

3.感受外邪

恣食生冷，凝滞胃肠，或外感寒邪，直中肠胃，或过服寒凉，阴寒内结，均可导致阴寒内盛，凝滞胃肠，传导失常，糟粕不行，而成冷秘。

4.年老体虚

素体虚弱，或病后、产后及年老体虚之人，阴阳气血亏虚，阳气虚则温煦传送无力，阴血虚则润泽荣养不足，皆可导致大便不畅。

(二)病机

便秘病位主要在大肠，涉及脾、胃、肝、肾等多个脏腑。基本病机为大肠传导失常。胃和肠相连，胃热滞盛，下传大肠，燔灼津液，大肠热盛，燥尿内结，可成便秘；肺与大肠相表里，肺之燥热下移大肠，则大肠传导功能失常，而成便秘；肝主疏泄气机，若肝郁气滞，则气滞不行，腑气不能通畅；肾主五液而司二便，若肾阴不足，则肠道失润，若肾阳不足则大肠失于温煦而传送无力，大便不通。以上原因均可发为本病。

便秘的病性可概括为虚、实两个方面。热秘、气秘、冷秘属实，气血阴阳亏虚所致者属虚。虚实之间常常相互兼夹或相互转化。如肠胃积热与气机郁滞可以并见，阴寒积滞与阳气虚衰可以相兼，气秘日久，久而化火，可转化成热秘。阳虚秘者，如温燥太过，津液耗伤，可转化为阴虚秘，或久病阳损及阴，则可见阴阳俱虚之证。

三、诊断

（一）临床表现

习惯性便秘患者由于粪块在乙状结肠和直肠内过度壅滞，常觉左下腹胀压感，且有里急后重，排便不畅等症状。痔疮常为便秘的继发症而出现。习惯用泻药或洗肠的患者，由于胃肠运动功能的紊乱，可有中上腹饱胀不适、嗳气、反胃、恶心、腹痛、腹鸣、排气多等表现。长期便秘部分患者可有食欲不振、口苦、精神萎靡、头晕、乏力、全身酸痛等症状。少数患者有骶骨部、臀部、大腿后侧隐痛与酸胀感觉，是由于粪块压迫第 3～5 骶神经根前支所致。

（二）诊断要点

（1）排便次数每周少于 3 次，或周期不长，但粪质干结，排出艰难，或粪质不硬，虽频有便意，但排便不畅。

（2）粪便的望诊及腹部触诊、大便常规、隐血实验、肛门指诊、钡灌肠或气钡造影、纤维结肠镜检查等有助于便秘的诊断。

四、中医辨证

（一）实秘

（1）肠道实热证（热秘）：大便干结，腹部胀满，按之作痛，口干或口臭。舌苔黄燥，脉滑实。

（2）肠道气滞证（气秘）：大便不畅，欲解不得，甚则少腹作胀，嗳气频作。苔白，脉细弦。

（二）虚秘

（1）脾虚气弱证：大便干结如栗，临厕无力努挣，挣则汗出气短，面色㿠白，神疲气怯。舌淡，苔薄白，脉弱。

（2）脾肾阳虚证：大便秘结，面色萎黄无华，时作眩晕，心悸，甚则少腹冷痛，小便清长，畏寒肢冷。舌质淡，苔白润，脉沉迟。

（3）阴虚肠燥证：大便干结，状如羊屎，口干少津，神疲纳差。舌红，苔少，脉细小数。

五、针灸治疗

(一)毫针刺法

1.取穴

(1)主穴：丰隆、大肠俞、天枢、上巨虚、支沟。

(2)配穴：若患者实热，则医师加合谷、曲池、内庭；气滞，则加中脘、阳陵泉、行间；脾气亏虚，加脾俞、足三里、气海；脾肾阳虚，加肾俞、脾俞、关元；阴虚肠燥，加三阴交、太溪、照海；口臭，加承浆；脱肛，加长强、百会。

2.操作方法

常规针刺，根据虚补、实泻原则操作。大肠俞直刺0.5～1.2寸，提插捻转平补平泻法；天枢直刺1.0～1.5寸，提插捻转泻法；支沟直刺0.5～1.0寸，提插捻转泻法。配穴根据虚补实泻的原则，采用提插捻转补泻的方法。针刺得气后，留针30分钟。

3.加减

医师加合谷、曲池、内庭泻阳明之热以保津；加中脘、阳陵泉、行间和胃，以降浊、疏肝理气；加脾俞、足三里、气海，健脾胃，益中气，以助通便；加脾俞、肾俞、关元温补肾阳以散凝结，温补脾阳、健运脾气以导阴滞；加三阴交、太溪、照海健脾助运，以资化源、滋阴养血、润燥通便。

(二)皮内针法

(1)取穴：大肠、直肠下段、便秘点、皮质下、交感、脾、胃。

(2)操作方法：每次取3～4穴。常规消毒后，将无菌揿针埋于穴位上，以胶布固定，并适当揉压，4～5小时按压针身一次。2～3天换1次，一般3次为1个疗程。

(三)耳针法

(1)取穴：大肠、交感、直肠。

(2)操作方法：医师施耳针强刺激，在留针1～2小时，在留针期间捻针1～2次，每天1次。

(四)头针法

(1)取穴：额顶线后1/2、额旁1线、额旁2线。

(2)操作方法：局部常规消毒后，额顶线后1/2先从正中由前向后针刺1针，再在其左右旁开1 cm处各针刺1针，额旁1线及额旁2线由上向下用2根针平行刺入，刺入帽状腱膜下层后，行提插手法，每针持续 1 分钟，留针 30～60 分钟，行针 2～3 次。每天治疗 1 次，7 次为 1 个疗程，疗程间隔 3～5 天。

（五）穴位埋线法

（1）取穴：天枢透大横，配上巨虚。

（2）操作方法：局部常规消毒后，用埋线法。选用 2 号羊肠线，严格无菌操作，用 5 mL 注射器抽取 2%利多卡因注射液做穴位皮下封闭。以持针器夹住带羊肠线的大号三角缝合针，从天枢刺入，穿过穴位下方皮下组织，从大横穿出，紧贴皮肤剪断两端线头，然后以消毒纱布块敷盖，轻揉两穴位中点，使肠线埋入皮下组织，胶布固定。上巨虚穴用 12 号穿刺针，从前端放入 2 号羊肠线 1.5 cm，从尾端插入针芯，刺入穴位，得气后，边推针芯边退针管，将羊肠线注入穴位皮下，加压包扎。每 2 个月治疗 1 次。

（六）艾灸法

1.回旋灸法

（1）取穴：天枢穴。

（2）操作方法：手执艾条以点燃的一端对准施灸部位，距离皮肤 1.5～3.0 cm，左右方向平行往复或反复旋转施灸，以感到施灸处温热、舒适为度。

2.温和灸法

（1）取穴：大肠俞穴。

（2）操作方法：手执艾条以点燃的艾条对准施灸部位，距离皮肤 1.5～3.0 cm，以感到施灸处温热、舒适为度，灸至皮肤产生红晕为止。每天灸 1 次，每次灸 10～15 分钟，一般 10 天为 1 个疗程。

（七）拔罐法

（1）取穴：大肠俞、次髎、肾俞穴。

（2）操作方法：医师以闪火法腧穴拔罐，实证可在大肠俞刺血拔罐。

（八）穴位贴敷法

（1）取穴：神阙。

（2）操作：医师以生大黄 2 g、芒硝 2 g、厚朴 1 g、枳实 2 g、甘遂 0.5 g，研成细粉，用蜂蜜调成糊状，敷贴于神阙穴，用胶布固定，每 3 天换药 1 次。

（九）穴位注射法

（1）取穴：天枢、支沟、归来。

(2)操作方法：每次选 2～3 穴，用生理盐水，或维生素 B_1、维生素 B_{12} 注射液，每穴注射 0.5～1.0 mL，每天或隔天 1 次。

(十)耳穴埋豆法

(1)取穴：主穴取大肠、直肠，配穴取脾、胃。或取大肠、直肠下段、便秘点、皮质下、交感。

(2)操作方法：常规消毒后，王不留行籽贴压。嘱患者每天自行按 3～4 次，每隔 1～3 天治疗 1 次。此法适用于虚秘者。

第七节　慢性胃肠炎

一、概述

慢性胃肠炎指胃黏膜和肠黏膜的慢性炎症，因胃和肠在解剖位置上相邻，且生理结构相似，故通常将慢性胃炎及慢性肠炎合称为慢性胃肠炎，也有称之慢性肠胃炎。多由饮食不洁、微生物(细菌、真菌、病毒等)感染、药物刺激、环境及心理因素等多种原因所致。临床主要表现为食欲减退、上腹部不适、恶心、呕吐、嗳气或反复发作的腹痛、腹泻及消化不良等。

慢性胃肠炎中医没有具体病名与之对应，但几乎囊括了中医脾胃系病证的所有证名，如“胃痛”“痞满”“腹痛”“泄泻”“便秘”“痢疾”等。中医没有“肠”的说法，所谓“胃家者”即指胃与肠腑。脾主运化，主升清，主统血，主肌肉、四肢；胃与脾同居中焦，主收纳、腐熟水谷，主通降，与脾相表里，共有“后天之本”之称，五脏六腑均赖以所养。所以脾胃的病理表现主要是受纳、运化、升降、统摄等功能的异常；由于脾胃与肝肾关系密切，以上病症虽属于脾胃，临证中还应注意脏腑之间的关联；此外，脾胃作为人体重要脏腑，气血、津液、痰湿水饮等方面的病症多与之有关，临床应注意整体关系。

二、病因、病机

中医学认为本病发生主要与饮食不节、情志所伤、感受邪气、脾胃虚弱等有关，本病病位在胃，与肝、脾两脏关系密切，脾虚、湿热、阴亏、血瘀为其基本病机。胃禀受冲和之气，其气宜宣通，不宜郁滞，凡感受外邪、饮食停滞、情志失调、脾胃虚弱、胃络瘀滞、痰气壅盛均可致胃气失于和降，气机不畅，坤土失司，化生受阻，中焦壅滞成瘀，而产生胃痛。太阴升降失常乃胃脘痛重要发病机制。

本病多为脾胃素虚，内外之邪乘袭，致脾之清阳不升，胃之浊阴不降，纳运失调，升降失司而成。病性有虚实之分，但以虚实错杂多见。脾胃虚弱既是内在成因，亦是重要病机，而痰湿瘀血为其病理发展的基础。胃癌前病变多因饮食内伤、情志不舒，导致肝胃不和、通降失职、清阳不升、浊邪内停，日久则脾失健运，水湿不化，湿浊中阻，郁而不解，蕴积成热，热壅血瘀而成毒，形成“浊毒”内壅之势。浊毒进一步影响脾胃气机升降，气机阻滞则胃脘痞满、疼痛、嗳气反复不解，缠绵难愈；热毒伤阴，浊毒瘀阻胃络，导致胃失滋润，胃腺萎缩，而形成肠上皮化、异型增生，“胃虚而萎”并波及他脏。

三、诊断

(一)慢性胃炎

1.临床表现

(1)患者多有胃病史并常因饮食不节、情绪波动或气候变化等诱因引起胃病发作。

(2)上腹部不适，饱胀，胃部疼痛。

(3)餐后饱满，反酸，嗳气。

(4)烧灼痛或钝痛，进食后加重。

(5)食欲缺乏，并恶心。

2.辅助检查

纤维胃镜检查示胃黏膜充血，色泽较红，可有黏膜水肿，红白相间，以红为主，黏液分泌增多；表面可见白色渗出物，有时伴出血点和少量糜烂。

(二)慢性肠炎

慢性肠炎的诊断要点如下。

(1)起病缓慢，反复发作，伴食欲减退，体重下降，轻者腹痛不明显，日久在下腹呈阵发性绞痛。

(2)大便次数增多，轻者每天2～4次，重者每天可达10次以上，可排脓血样或黏液样大便，部分有里急后重和下背部不适。

(3)左下腹或下腹部可有压痛，降结肠或乙状结肠触诊坚硬如管状，肠鸣音亢进。

(4)粪便检查可见黏液、脓血，大便培养无细菌生长。

(5)血液检查可见血红蛋白及红细胞计数减少,急性期中性粒细胞比例增高,红细胞沉降率增快。

(6)X线钡灌肠或乙状结肠镜检查可明确诊断。

四、中医辨证

(一)肝气犯胃型

胃脘胀痛,牵及胸胁,胸闷嗳气,食欲缺乏,大便不畅,郁怒则痛。舌质淡,舌苔薄白,脉沉弦。

(二)湿热犯胃型

胃脘胀满,灼痛或灼热隐痛,嘈杂泛酸,口干、口苦、口渴,不欲饮食。舌质红,舌苔白腻,脉弦滑。

(三)寒邪犯胃型

胃脘疼痛,喜按,喜温熨胃,神倦体乏,大便稀。舌质淡舌苔白,脉沉细弱。

(四)气虚血瘀胃型

面色不荣水肿,倦怠无力,食欲缺乏,胃脘胀满或疼痛,泛吐清水,大便溏。舌质暗淡,舌胖有齿印,苔薄,脉沉无力。

(五)气血两虚胃型

面色无华,水肿,形寒肢冷心悸,气短,肌肤消瘦,虚烦,不眠(欠睡),大便溏稀。舌质淡红,苔薄,脉沉细无力。

(六)阴亏胃型

胃隐痛或灼热痛,不思饮食,口干舌燥。舌质红,无苔少津,脉细数或弦数。

五、针灸治疗

(一)毫针刺法

1.取穴

(1)主穴:中脘、内关、足三里。

(2)配穴:胃脘饱胀气闷,加气海、天枢;恶心呕吐,加鸠尾、三阴交;食欲不振,加胃俞、上脘。

2.操作方法

腹部穴位成45°斜刺,四肢穴位直刺,先针主穴,以泻法为主,留针15～30分钟,疼痛缓解后,再加配穴,用平补平泻法,并可施灸术,每天1次,7～10次为1个疗程。

(二)电针法

(1)取穴:期门、内关、足三里。

(2)操作方法:进针后接电针仪,采用可调波,强度由弱逐渐加强,以患者能忍受为度(使患者产生酸胀、麻木等感觉),每次20分钟,每天2次。

(三)火针法

(1)取穴:取穴:膈俞、肝俞、胆俞、脾俞、胃俞。

(2)操作方法:用28号8寸长芒针,从膈俞以15°角向肝俞、胆俞、脾俞、胃俞透入,同时行震颤法行针。急性发作期每天1次,缓解期隔天1次或每周2次。5次为1个疗程。

(四)芒针法

(1)取穴:膈俞、肝俞、胆俞、脾俞、胃俞。

(2)操作方法:用28号8寸长芒针,从膈俞以15°角向肝俞、胆俞、脾俞、胃俞透入,同时行震颤法行针。急性发作期每天1次,缓解期隔天1次或每周2次。5次为1个疗程。

(五)耳针法

(1)取穴:胃、脾、肝、神门、交感、皮质下。

(2)操作方法:据证选用4～5穴,耳针常规操作,急性发作时较强刺激,留针30～60分钟,每天1次。

(六)头针法

(1)取穴:头针穴位胃区。

(2)操作方法:按头针法刺皮肤后,以小幅度、快频率捻转2～3分钟,留针20～30分钟。每天或隔天1次,10次为1个疗程。

(七)灸法

(1)取穴:足三里、中脘、脾俞、胃俞、梁门。

(2)操作方法:用艾条熏灸以上穴位,每穴5～10分钟,使局部和胃脘部发热为佳,亦可用艾炷灸,每穴灸7～9壮。或用隔药饼灸(内含健脾温阳理气的中药粉末),每天1次,10次为1个疗程。对有虚寒征象者尤为适宜。

(八)拔罐法

(1)取穴:上腹部任脉、足阳明经、背部足太阳经膈俞至三焦俞。

(2)操作方法:先阳后阴,自上而下依次轻轻叩打,至皮肤潮红为度,叩后加胸背部加拔火罐。隔天1次,10次为1个疗程。

(九)穴位埋线法

(1)取穴:梁门透关门、上脘透中脘、脾俞透胃俞、足三里、梁丘。

(2)操作方法:每次选1组加用1~2个穴位,埋入0号适当长度的羊肠线。15~30天埋1次,可连续埋植多次。

(十)穴位注射法

(1)取穴:胃俞、脾俞、相应夹脊、中脘、内关、足三里。

(2)操作方法:每次选用2~3个穴位,每穴注射当归注射液5 mL,进针并取得针感后快速推注,每天1~2次。

(十一)耳穴埋豆法

(1)取穴:胃、脾、十二指肠、交感、神门、皮质下。

(2)操作方法:缓解期可改用王不留行籽压迫以上耳穴,每10次为1个疗程。

第三章 外科常见病的针灸治疗

第一节 乳 腺 炎

一、概述

乳腺炎是乳房部的化脓性病变，多因乳头发育不良，妨碍哺乳，或乳汁过多不能及时完全排空，或乳管欠通畅，影响排乳，致使乳汁淤积，利于入侵细菌的繁殖而致病。本病可发于产前、产后，是产后哺乳妇女的常见病，尤其初产妇更为多见，好发于产后 3～4 周，个别可于非妊娠，哺乳期发病。

中医称为“乳痈”“奶疮”“妒乳”，本病特点为乳房部红肿热痛(少数初起皮色不变)，甚至溃烂化脓，伴有发热恶寒等全身症状。如治疗失时或不当，则成脓破溃；重者有“传囊”“内陷”“成漏”之变。

二、病因、病机

中医学认为，本病主要在胃、肝两经。胃热肝郁、火毒凝结是其基本病机。足阳明胃经经过乳房，足厥阴肝经至乳下。本病多因过食厚味，胃经积热，或忧思恼怒，肝经郁火，或乳头皮肤破裂，外邪火毒侵入乳房等，导致乳房脉络不通，排乳不畅，郁热火毒与积乳互凝，从而结肿成痈；或由于乳房不清洁，毒邪外侵，邪毒由乳络进入乳房，乳汁壅滞，乳络不畅，乳管阻塞，乳汁郁阻于乳络，郁久化热而发乳痈。

(一)风寒外客

产后体虚，风寒之邪客于荣卫，荣卫凝涩，乳汁不通，积而化热。热搏气血，乳遂为红肿热痛，甚至气血腐败成脓。

(二)胃热蒸腐

产妇饮食不节,恣食厚味,酿生内热或乳为儿吹,乳汁蓄积化热。热邪蒸腐气血,乳房红肿热痛,甚则破溃流脓。

(三)肝气郁结

产妇情志拂逆,肝气郁不舒,乳络不通,乳汁蓄结,郁久化热,乳遂红肿热痛,热灼气血,腐败为脓。

三、诊断

(一)临床表现

(1)起病急,产后乳房肿胀、触痛、质硬、皮肤局部发热。

(2)体温可有轻度升高,腋窝淋巴结肿大伴周身乏力、头痛、食欲差、畏寒、脉搏和呼吸增快等中毒症状。

(3)3～4 天后感染病灶液化坏死而形成脓肿,较浅部脓肿则可触及局部有波动感,深部脓肿触诊局部呈凹陷水肿,但波动感不明显,穿刺可抽到脓液。

(4)严重感染时,患侧腋窝淋巴结肿大,有压痛。

(二)诊断要点

(1)患者多为哺乳期妇女,尤其以初产妇为多见,发病前多有乳头皲裂破损史及乳汁淤积不畅史。

(2)局部症状:乳房红、肿、热、痛及化脓,患侧腋窝淋巴结可有肿大。

(3)全身症状:寒战、高热、烦躁、乏力等。

(4)实验室检查:白细胞计数升高,特别是中性粒细胞数比例明显增加,化脓时局部穿刺可有脓性分泌物。

四、中医辨证

本病的发展,可分为郁乳期、蕴脓期、溃脓期。郁乳期,指乳痈初起,尚未成脓,出现乳房红肿热痛,乳汁不畅,伴发热恶寒等症;蕴脓期,指脓液已成,然尚未破溃者,呈现乳房焮肿灼热,持续跳痛,按之有波动感,壮热烦渴等症;溃脓期,指痈已破溃,脓液流出,症状减轻,逐渐愈合。亦有此起彼伏之传囊痈;亦有灸溃不敛,气血伤者。临床应依不同阶段辨证施治。

(一)郁乳期

1.风寒外客,郁而化热

乳房红肿热痛,扪之肿硬,乳汁不畅,发热恶寒,头痛身痛,舌苔白,脉浮数而紧。

2.肝气郁结

乳房胀痛红肿，抚之胀硬，乳汁不畅，胸胁胀痛，烦躁易怒，苔白少或黄，脉弦数。

3.胃热蒸腐

乳房焮肿，红热胀痛，抚之硬，身热口渴，烦躁不安，溲赤便干，舌红苔黄，脉洪数。

（二）蕴脓期

乳房焮肿，红热，持续跳痛，硬结按之已软，有波动感，身热口渴，烦躁不安，溲赤便结，舌红苔黄，脉洪滑数。

（三）溃脓期

痈溃脓出后，大致有3种情况：一为毒尽热消，疮口渐敛而向愈；一为脓血虽出，而肿痛不减，身热不衰，乃毒热仍盛，一为溃后疮口久不收敛，气血耗伤。三者应当予以分辩。

1.脓出毒尽

乳痈破溃，脓液流出，肿痛顿减，身热亦衰，脉转和缓，此为向愈之征。

2.热毒仍盛

乳痈已溃，脓血不止，仍然肿痛，身热未除，或毒气走窜，痈肿此愈彼起，舌红苔黄脉数。

（四）痈溃正虚

痈溃不敛，脓汁清稀腥秽不绝，疮口黑陷，头昏气短，心慌无力，面色皖白，舌淡红苔白，脉虚细无力。

五、针灸治疗

（一）毫针刺法

1.处方一

（1）取穴：梁丘、内关、足三里、期门、肩井、少泽、内庭。

（2）操作方法：针刺以上穴位，用毫针捻转泻法，针后不灸，一般每天1次，病情较重者可每天2次。每次留针20分钟，留针期间可行针1～2次，6天为1个疗程，本法适用于胃热型。

2.处方二

(1)取穴:太冲、梁丘、内关。

(2)操作方法:针刺以上穴位,进针得气后反复捻转提插2～4次,每天1次,每次留针25～30分钟。

3.处方三

(1)取穴:患侧乳痈穴(位于郄门穴上1寸处,相当于曲泽穴与大陵穴之间正中点处)。

(2)操作方法:常规消毒,快速进针,针刺深度2.0～2.5寸,强刺激,不留针,一般针1次即愈,可根据病情每天针1～2次。

4.处方四

(1)取穴:肩井、曲池、至阳。

(2)操作方法:刺肩井,针尖对准同侧乳头,沿皮向前刺,进针1.0～1.5寸,施捻转泻法。曲池直刺,进针1～1.5寸,施提插泻法,使针感传至整个上臂为佳。至阳穴不针,用三棱针点刺,令出血3～5滴,若出血不畅,点刺后加拔火罐。本法适宜于急性乳腺炎初期。

5.处方五

(1)取穴:曲池、至阳、内庭、乳根、脓肿周围阿是穴。

(2)操作方法:曲池直刺,进针1.0～1.5寸,施提插泻法,使针感传至整个上臂为佳。至阳穴不针,用三棱针点刺,令出血3～5滴,若出血不畅,点刺后加拔火罐。内庭直刺,进针1寸,施捻转加提插泻法。取乳根穴向脓肿中心方向进针,深约1寸,施捻转泻法。脓肿周围红肿边缘处任选3～5点,用26号毫针点刺令出血。本法适用于急性乳腺炎的酿脓期。

6.处方六

(1)取穴:至阳、脓肿局部阿是穴、足临泣、足三里。

(2)操作方法:至阳点刺放血。溃破局部选3～5点,用火针点刺令脓液引流通畅。足临泣直刺,深1.0～1.5寸,施捻转泻法。足三里直刺,进针1～2寸,施捻转补法。本法适用于急性乳腺炎的溃脓期。

7.处方七

(1)取穴:肩井、乳根、膻中、少泽,酌情选配合谷、内关、曲池、足三里。

(2)操作方法:少泽点刺出血;肩井,取患侧,针0.3～0.5寸(禁直深刺),捻转泻法,持续行针3～5分钟;乳根、膻中,用捻转泻法,要求针感向患侧乳房放射;余穴用提插捻转泻法,每天1次,每次留针30～60分钟。

8.处方八

(1)取穴:天宗、少泽、曲池、乳根、肩贞。

(2)操作方法:肩贞、天宗直刺2寸左右,用提插泻法,得气后留针。乳根、曲池直刺,用泻法。留针30分钟,起针后用艾条灸之,每穴10分钟,每天1~2次,少泽点刺出血。本法适用于毒盛酿脓型。

9.处方九

(1)取穴:足三里、膻中、患侧膺窗、温溜,酌情选配少泽、天枢、风池、合谷。

(2)操作方法:用泻法,膻中向患侧乳根横刺2.5~3.0寸;膺窗直刺;下巨虚、温溜针尖向躯干方向刺激。留针30分钟,每天1次。本法适用于胃热蕴结型。

10.处方十

(1)取穴:肩井、内关、天池、太冲、患侧期门。

(2)操作方法:用平补平泻法,期门向着乳房斜刺;天池直刺0.5寸;肩井、内关、太冲直刺。留针30分钟,每天1次。本法适宜于肝气郁结型。

(二)三棱针法

1.取穴

(1)乳上型:膏肓、魄户、附分。

(2)乳中型:膏肓、魄户、神堂。

(3)乳下型:膏肓、神堂、譩譆。

2.操作方法

医师先在患者背部肩胛区寻找阳性反应点,反应点为大如小米粒的红色斑点,指压不褪色,稀疏散在,数量数个至十几个不等。常规消毒后用三棱针点刺,每穴放血3滴,每天1次。穴位放血后令患者侧身卧床,患侧上肢肘关节屈曲,将前臂压于身下以手麻为度。局部湿热敷,每天3次,每次30分钟。若医师在刺血后拔罐,效果更好。

(三)皮肤针法

(1)取穴:侧颈、乳房四周、下颌部、$T_{1\sim6}$。

(2)操作方法:叩刺以上部位,至皮肤潮红为度。

(四)耳针法

1.处方一

(1)取穴:屏间、下屏尖、肝、胸、乳腺。

(2)操作方法:毫针刺,用强刺激,留针 20 分钟,每天 1 次,10 次为 1 个疗程,亦可用埋针法。

2.处方二

(1)取穴:乳腺、胸、脑、垂体、内分泌、肾上腺。

(2)操作方法:用毫针法针刺以上穴位,捻转数分钟,留针 20～30 分钟,每天 1 次。

3.处方三

(1)取穴:下屏尖、胃、内分泌、胸。

(2)操作方法:常规消毒后,用 32 号 0.5 寸毫针刺入,深度以刺入耳郭但不透过对侧皮肤为度,捻转刺激至局部疼痛,留针 30 分钟。每天针刺 1～2 次。

(五)灸法

1.处方一

(1)取穴:膺窗、肩井、乳根、阿是穴。

(2)操作方法:用葱白或大蒜捣烂敷患处,或切成 0.1 寸厚的片置于肿块上,放蚕豆大的艾炷灸之,直至局部红晕,乳汁外溢为度。如局部灼热不能忍受,可将蒜片提起或移动后再放回原处灸治。

2.处方二

(1)取穴:局部肿块。

(2)操作方法:将大葱或大蒜捣烂敷于局部肿块处,用艾条熏灸 10～20 分钟,每天 1～2 次,10 次为 1 个疗程。本法适用于郁乳期。

3.处方三

(1)取穴:患侧乳房。

(2)操作方法:取患侧乳房,隔碗灸,灸至碗内流水气,自觉痛止即可,重者次日再灸。

4.处方四

(1)取穴:合谷、曲池、乳根、阿是穴(局部硬结疼痛处)、八邪之一穴(中指与无名指之间)。

(2)操作方法:用艾绒搓成绿豆大的艾炷直接灸在阿是穴、乳根穴,灸至患者感到灼痛,局部皮肤红晕而不起泡为度,并视硬结大小在硬结面上取 3～5 点分别灸 1 壮,然后在乳根穴、合谷、曲池、八邪穴之一各灸 1 壮。

(六)拔罐法

(1)取穴:阿是穴。

(2)操作方法:选用适当口径之玻璃火罐在溃破处吸拔脓液。本法适用于痈脓形成阶段。

(七)穴位敷贴法

(1)取穴:患处。

(2)操作方法:取乳香、没药、黄檗、蒲公英各 10 g,大黄 15 g,冰片 5 g,研末调糊涂于纱布,均匀敷于患部,用胶布固定,每天 1 次,每次敷 8 小时,10 天为 1 个疗程。

(八)穴位注射法

1.处方一

(1)取穴:乳根、气户。

(2)操作方法:用维生素 B_1 100 mg/2 mL 加维生素 B_6 50 mg/2 mL,每穴注入 1 mL,每天 1 次,5 次为 1 个疗程。

2.处方二

(1)取穴:患侧乳通穴(在大陵与曲池穴连线上,肘横纹下 4 寸)。

(2)操作方法:取 10 mL 注射器 1 支,6 号注射针头 1 个,抽取 10%葡萄糖水 8 mL,在穴位处做常规消毒,将针头快速刺入穴内,使用提插手法得气后,回抽无回血,迅速把药液推注完毕。每天 1 次,5 天为 1 个疗程。

3.处方三

(1)取穴:膻中、大椎、曲池、内关。

(2)操作方法:取以上穴位,用 6 号针头吸取鱼腥草注射液 2 mL,左手固定穴位,右手持针刺入穴位(注意膻中穴应平刺,谨防伤及内脏)。产生针感回抽无血时,缓慢推注药液,每穴 0.5 mL,每天 1 次。

(九)耳穴埋豆法

(1)取穴:内分泌、肾上腺、神门、胸。

(2)操作方法:医师每次选 3～4 穴,用王不留行籽贴压。每隔 1 小时用示指、拇指按压至酸沉麻痛。隔天 1 次,10 次为 1 个疗程。

第二节 阑尾炎

一、概述

阑尾炎是外科常见的急腹症，临床上以持续伴阵发性加剧的右下腹痛、肌紧张、反跳痛为特征。可发生于任何年龄，多见于青壮年。根据发病的急缓可以把阑尾炎分为急性阑尾炎和慢性阑尾炎，绝大多数慢性阑尾炎继发于急性阑尾炎。

中医称阑尾炎为“肠痈”。

二、病因、病机

本病多因饮食不节，暴饮暴食，或过食油腻、生冷不洁之物，损伤肠胃，湿热内生蕴于肠间；或因饮食后急剧奔走，导致气滞血瘀，肠络受损；或因寒温不适、跌仆损伤、精神因素等，导致气滞、湿阻、热壅、瘀阻、积热不散。血腐肉败而成痈肿。

三、诊断

(一)临床表现

(1)转移性右下腹痛：初起上腹或脐周痛，数小时后疼痛转移并局限于右下腹。70%～80%的患者具有典型的转移性腹痛的特点。

(2)胃肠道症状：恶心、呕吐，有的患者伴腹泻、里急后重、腹胀等。

(3)全身症状：乏力、发热(达 38 ℃左右)、心率增快。发生门静脉炎时可出现寒战、高热和黄疸。

(4)腹膜刺激征：腹痛转移至右下腹部后，右下腹有局限性压痛、反跳痛及肌紧张。右下腹压痛是急性阑尾炎最常见的重要体征，压痛点多在麦氏点(右髂前上棘与脐连线的中外 1/3 交点)。右下腹包块，提示阑尾脓肿形成。

(5)病理体征：结肠充气试验阳性，腰大肌试验阳性，闭孔内肌试验阳性，直肠指检示子宫直肠凹或膀胱直肠凹有触痛。

(二)辅助检查

1.实验室检查

白细胞计数升高，中性粒细胞比例增高，尿常规一般正常，尿中少量红细胞提示阑尾与输尿管或膀胱靠近。

2.影像学检查

X线钡餐检查可见阑尾不充盈或钡剂排出缓慢，充盈的阑尾位置不易移动等。B超、CT检查可以发现肿大的阑尾或脓肿。

（三）诊断要点

(1)初期：发病较急，先见上腹疼痛或绕脐痛，数小时后腹痛转移并固定于右下腹，呈持续性、进行性加重。压痛点通常在麦氏点（右髂前上棘与脐连线的中、外1/3交界处），可随阑尾位置变异而改变，但始终在固定的位置上；或足三里、阑尾穴可有压痛点。

(2)溃脓期：腹痛加剧，右下腹明显压痛或有下腹腹肌紧张和反跳痛，右腿屈而不伸。指肛检查右上侧有压痛。伴有恶心呕吐、食欲缺乏、口渴、腹泻或便秘、壮热自汗，舌红或绛，苔黄燥，脉洪数或细数。

(3)急性期：右下腹痛势绵绵，称为慢性阑尾炎，可常有急性发作。

四、中医辨证

（一）气血淤滞证

转移性右下腹痛，呈持续性或阵发性加剧，右下腹有压痛或反跳痛，腹肌紧张不明显，可扪及局限性包块，伴脘腹胀闷，恶心嗳气，食欲缺乏，大便秘结，小便黄，舌质淡红，苔薄白，脉弦紧或细涩。

（二）湿热蕴结证

腹痛剧烈，右下腹压痛，反跳痛明显，肌紧张明显，但局限于右下腹，无扩散趋势。若湿重于热则微热，口渴不欲饮，大便溏而不爽，小便黄，舌质淡红，苔黄腻，脉弦滑；若热重于湿则发热明显，腹部剧痛，拒按明显，口干欲饮，大便秘结，小便黄赤，舌质红，苔黄腻，脉弦滑数。

（三）热毒壅盛证

腹痛剧烈，腹膜炎的体征遍及全腹，腹肌紧张，压痛和反跳痛显著，伴高热或恶寒发热持续不退，时时汗出，烦渴欲饮，面红目赤，唇干口臭，两眼凹陷，大便秘结或似痢不爽，小便短赤，舌质红绛而干，苔黄厚干燥或黄厚腻，脉弦滑数或洪大而数。

五、针灸治疗

(一)毫针刺法

1.取穴

(1)主穴:天枢、上巨虚、阑尾、阿是穴。

(2)配穴:发热者,配曲池、大椎;呕吐者,配上脘、内关;便秘者,配腹结、天枢;腹胀者,配大肠俞、次髎。

2.操作方法

常规针刺得气后,均行提插捻转泻法,留针 30 分钟。留针期间,每 10 分钟行针 1 次。隔天治疗 1 次,15 次为 1 个疗程。

(二)电针法

(1)取穴:右天枢、右阑尾穴。

(2)操作方法:电针刺激,强度以患者能耐受为度,每次 30～60 分钟,每天 2 次。

(三)耳针法

(1)取穴:神门、阑尾、大肠、交感。

(2)操作方法:每次选 1～2 穴,两耳交替应用,用 0.5 寸毫针,进针后行小幅度捻转,得气后留针 20～30 分钟,隔天治疗 1 次,10 次为 1 个疗程。也可用埋针法。

(四)灸法

(1)取穴:阿是穴、上巨虚、天枢。

(2)操作方法:以中等大小的艾炷点燃施灸,每穴 5～9 壮;或用清艾条施以温和灸,每穴 5～10 分钟。每天 1 次,15 次为 1 个疗程。

(五)穴位注射法

(1)取穴:人迎、水突、阿是穴。

(2)操作方法:药液选用 0.66%碘酊,皮肤常规消毒后,缓慢进针至肿块中心,回抽无血后,每穴缓慢注射药液 0.5～1.0 mL。每周治疗 2 次,1 个月为 1 个疗程。

(六)耳穴埋豆法

(1)取穴:神门、阑尾、大肠、交感。

(2)操作方法:每次选 2～4 穴,两耳交替应用,夏天每 2～3 天更换 1 次,冬天每 5～7 天更换 1 次,治疗期间,患者每天自行按压 3～5 次,每次 3～5 分钟。

针灸治疗急性单纯性阑尾炎,疗效佳,若症状严重,有穿孔或坏死的可能者,须及时转外科手术。

第三节 前列腺炎

一、概述

前列腺炎是中青年男性的一种生殖系炎症性疾病,约 50%男性在一生中的某个阶段会受前列腺炎的困扰,临床上有急性和慢性、细菌性和非细菌性、特异性和非特异性之分,其中以慢性非细菌性前列腺炎最为多见,占 90%～95%,临床上以发病缓慢、病情顽固、反复发作、缠绵难愈为特点。其病理改变主要是腺叶的纤维增生,腺管的阻塞及炎细胞浸润等。腺泡及腺管的炎症反应,可使腺管梗阻,分泌物郁积,引流不畅,从而又加重局部组织的病变。其临床表现主要为会阴等部位疼痛、排尿异常及神经精神症状。因此,本病不仅是局部的炎症,也是一种内分泌、免疫系统发生紊乱的全身性疾病。

前列腺炎属于中医学“精浊”“淋证”“白浊”等范畴。

二、病因、病机

本病与肝、肾、膀胱等脏腑功能失常有关,病位主要在精室。在经脉则与足厥阴肝经、足少阴肾经、足太阴脾经、足太阳膀胱经、任脉、督脉最为密切。

(一)湿热蕴结

湿热之邪,可由外入,可由内生。外感六淫湿热火毒,火热之邪下迫膀胱,或下阴不洁,秽浊之邪侵袭,皆可酿生湿热,导致湿热毒邪蕴结精室不散,瘀滞不化,水道不利而发为本病;或饮酒及食辛辣炙煿之品,湿热内生,或素食肥甘厚味之品,损伤脾胃,脾失健运,水湿潴留,郁而化热,致使湿热循经下注,蕴结下焦发为本病。

(二)气滞血瘀

房事不节,或外肾受伤,或气机不畅,久则及血,均可损伤精室脉络,以致气滞血瘀，精窍不利而为本病。或湿热、寒湿之邪久滞不清，则致精道气血瘀滞，使本病迁延难愈。

（三）肝气郁结

情志不舒，思欲不遂，而致肝气郁结，发为本病。

（四）肾阴不足

素体阴虚，房事不节，热病伤阴，久病及肾，肾精亏虚，水火失济，阴虚则火旺，相火妄动，而生内热，发为本病。

（五）脾肾阳虚

禀赋不足，素体阳虚，劳累过度，导致肾阳不足，或肾气亏虚，精室不藏；或素体脾虚，饮食劳倦，脾失健运，以致中气不足，正气虚损乃发本病。

前列腺炎多由相火妄动，所愿不遂，或忍精不泄，肾火郁而不散，离位之精化为白浊；或房事不洁，湿热从精道内侵，湿热壅滞，气血瘀阻而成。或病久伤阴，肾阴暗耗，出现阴虚火旺证候；亦有体质偏阳虚者，久则火势衰微，易见脾肾阳虚之象。

三、诊断

（一）临床表现

1.疼痛

疼痛多为胀痛或抽痛，部位多在腹股沟及会阴部，有时可牵扯睾丸、下腹及腰骶部。

2.排尿症状

有的患者可出现尿频、尿急、尿痛等现象，尿道内有发痒、灼热的感觉，但尿常规检查多属正常。

3.前列腺溢液

一般在排尿终末或大便用力时，可自尿道流出少量乳白色的前列腺液，中医称为“白浊”。

4.性机能障碍及神经衰弱症状

由于本病病程较长，患者思想压力较大，有些患者可出现精神性阳痿、早泄等现象，或出现头晕、耳鸣、失眠多梦、腰酸乏力等神经衰弱的症状。

（二）肛门指诊

肛门指诊时前列腺可有压痛，但轻重不等，表面软硬不均，表面可有硬结或腺体缩小变硬等改变。按摩前列腺收集前列腺液做涂片检查，显微镜下可发现有的视野下白细胞在10个以上，有的为30～50个，更甚者高达100个以上；或可见脓球成堆，卵磷脂小体减少，甚者消失。

四、中医辨证

（一）辨证要点

（1）辨虚实：对于精浊病的临床辨证原则是首辨虚实，本病多属实证，或为湿热下注，或为血瘀阻络，或为情志不畅以致肝气郁结；若为虚证，多以肾虚为主，亦可有虚实夹杂之证，如肾虚血瘀，肾虚湿热等；日久缠绵不愈亦可由实转虚。

（2）辨症状：湿热下注者尿频、尿急，阴囊潮湿，尿道灼热；气滞血瘀者会阴部、外生殖器区或小腹等部位疼痛或坠胀，尿后滴沥；肝肾阴虚者会阴部坠胀，尿道口有少量黏液，腰膝酸软；肾阳虚者尿后滴沥，精液自尿道流出，畏寒，精神萎靡，可伴有阳痿等性功能障碍。

（二）证候辨证

（1）湿热下注：尿道灼热，尿道涩痛，尿频、尿急，阴囊潮湿，会阴不适。舌红苔黄，脉滑。

（2）湿热瘀滞：会阴胀痛，或下腹、耻部、腰骶及腹股沟等部位不适或疼痛，小便频急，黄浊涩痛，排尿困难，余沥不尽，口苦口干，阴囊潮湿。舌红，苔黄腻，脉弦数或弦滑。

（3）湿浊壅滞：小便浑浊、白如泔浆，大便时或小便末明显，尿道痛、排尿不畅、少腹坠胀疼痛。舌质淡红，苔白薄或厚滑，脉濡。

（4）肝郁气滞：会阴、少腹坠胀痛，小便赤涩，胸闷心烦，排尿无力，余沥不尽，喜太息。舌淡红，脉弦细。

（5）脾肾两虚：少腹会阴作胀不舒，尿频尿急，时有滴白，伴有腰膝腿软，神疲乏力，房事后加重，舌苔薄腻，脉弦细。

（6）肝肾阴虚：会阴部坠胀，尿道口常有少量黏液，头晕眼花，腰膝酸软，失眠多梦，遗精，五心烦热，小便短赤。舌红苔少，脉沉细。

（7）肾阳虚证：小便淋沥，或大便时有前列腺液、精液自尿道流出，畏寒，腰膝酸软，精神萎靡，多寐，阳痿，早泄。舌淡，苔薄白，脉沉迟。

五、针灸治疗

(一)毫针刺法

1.前列腺痛

(1)取穴:肾俞、三阴交、肝俞、委中、腰阳关。

(2)操作方法:轻刺激,留针 15 分钟,每天 1 次,10 次为 1 个疗程。

2.泌尿系统症状

(1)取穴:实证者常选用肾俞、膀胱俞、中极、三阴交;备用穴:曲泉、阴陵泉。

(2)操作方法:中弱刺激,留针 15 分钟,间歇运针,每天 1 次,5～10 次为 1 个疗程。虚证选用肾俞、关元、中极、气海、膀胱俞等穴位,轻刺激,再用艾条灸,并针足三里。

(二)艾灸法

(1)取穴:肾俞、关元、气海、膀胱俞、足三里、秩边、三阴交。

(2)操作方法:取艾条 2 cm 插在上述穴位针柄处点燃施灸,每穴灸 2 壮,每天 1 次,1 个月为 1 个疗程。

(三)耳穴埋豆法

(1)取穴:肾、尿道、膀胱、肝、三焦、神门、盆腔、交感、内分泌、肾上腺。

(2)操作方法:用火柴棒以轻、慢、均匀的手法找出这些敏感点。耳穴常规消毒后,用王不留行籽贴附于小方块胶布中央,然后贴敷于耳穴上,按压王不留行籽,产生酸胀感,嘱患者自行每天按压 5～7 次。5 天换籽 1 次。

第四节 痔 疮

一、概述

痔疮是以肛肠部直肠下端黏膜下和肛管皮下的静脉扩大曲张形成的静脉团块为主症的慢性疾病,是肛肠科极为常见的外科疾病。男女均可发病,以青壮年、经产妇多见。痔疮包括内痔、外痔、混合痔。内痔是由血管静脉丛扩张,纤维支持结构松弛、断裂而形成的肛垫移位及病理性肥大形成的软团块;外痔是由肛周皮下血管扩张、炎性肿胀面隆起的软团块;混合痔则是内痔与外痔相对应部位的融合。痔的形成主要与排便困难、腹泻、低膳食纤维饮食、怀孕、遗传、年龄、解剖学等因素有关。

痔疮属于中医学“内痔”“外痔"“内外痔"“牡牝痔”范畴。

二、病因、病机

本病发生多由于先天性静脉壁薄弱，兼因饮食不节、过食辛辣醇酒厚味，燥热内生，下迫大肠，以及久坐久蹲、负重远行、便秘努责、妇女生育过多、腹腔癥瘕，致血行不畅，血液瘀积，热与血相搏，气血纵横，筋脉交错，结滞不散而成。

三、诊断

(一)分类及临床表现

本病以肛门部出现小肉状突出物，无症状或仅有异物感为主要症状。临床多根据病变部位不同分为内痔、外痔和混合痔。

1.内痔

初起内痔痔核很小，质柔软，不痛，早期常因大便时摩擦出血，或出血如射，或点滴不已，血色鲜红或暗红，如反复发作，痔核增大，脱垂于肛门外，不能及时复位，可因感染引起局部剧痛、肿胀，嵌顿时可致糜烂、坏死。可分为以下 4 度。

Ⅰ度：便时带血、滴血，便后出血可自行停止；无痔脱出。

Ⅱ度：常有便血；排便时有痔脱出，便后可自行还纳。

Ⅲ度：可有便血；排便或久站及咳嗽、劳累、负重时有痔脱出，需用手还纳。

Ⅳ度：可有便血；痔持续脱出或还纳后易脱出。

2.外痔

肛门外赘生皮瓣，逐渐增大，按之质较硬，一般无痛，也不出血，仅觉肛门部有异物感，如有感染时则肿胀、疼痛。

3.混合痔

直肠上、下静脉丛同时扩大，曲张延长，兼有内、外痔共同症状，痔核常突出于肛外，黏膜经常受到刺激，分泌的黏液大量增加，使肛周潮湿不洁、瘙痒，形成肛周湿疹。

(二)辅助检查

1.肛门视诊

肛门视诊可检查有无内痔脱出，肛门周围有无静脉曲张性外痔、血栓性外痔及皮赘。必要时可行蹲位检查，观察脱出内痔的部位、大小和有无出血以及痔黏膜有无充血水肿、糜烂和溃疡。

2.肛管直肠指诊

肛管直肠指诊是重要的检查方法。Ⅰ、Ⅱ度内痔指检时多无异常;对反复脱出的Ⅲ、Ⅳ度内痔,指检有时可触及齿状线上的纤维化痔组织。肛管直肠指诊还可以排除肛管直肠肿瘤和其他疾病。

3.肛门直肠镜检查

肛门直肠镜可以明确内痔的部位、大小、数目和内痔表面黏膜有无出血、水肿、糜烂等。

4.大便隐血试验

这是排除全消化道肿瘤的常用的筛查手段。

5.全结肠镜检查

以便血就诊者,有消化道肿瘤家族史或本人有息肉病史者,年龄超过 50 岁者,大便隐血试验阳性以及缺铁性贫血的痔疮患者,建议行全结肠镜检查。

四、中医辨证

(一)风伤肠络证

大便滴血、射血或带血,血色鲜红,大便干结,肛门瘙痒,口干咽燥,舌红,苔黄,脉浮数。

(二)湿热下注证

便血色鲜红,量较多,肛门肿物外脱、肿胀、灼热疼痛或有滋水,便干或溏,小便短赤,舌质红,苔黄腻,脉浮数。

(三)气滞血瘀证

肿物脱出肛外、水肿,内有血栓形成,或有嵌顿,表面紫暗、糜烂、渗液,疼痛剧烈,触痛明显,肛管紧缩,大便秘结,小便不利,舌质紫暗或有瘀斑,脉弦或涩。

(四)脾虚气陷证

肿物脱出肛外,不易复位,肛门坠胀,排便乏力,便血色淡,面色少华,头晕神疲,食少乏力,少气懒言,舌淡胖,苔薄白,脉细弱。

五、针灸治疗

(一)毫针刺法

1.取穴

(1)主穴:二白、承山、长强、会阳、百会。

(2)配穴:湿热下注者加大肠俞、阴陵泉;脾虚下陷者加脾俞、百会;便秘者加支沟、天枢、上巨虚;气虚下陷、肛门坠胀者加气海、白环俞、足三里。

2.操作方法

诸穴针刺按虚补实泻原则进行。气虚下陷、肛门坠胀者取气海、足三里采用灸法治疗。

(二)三棱针法

(1)取穴:龈交穴。

(2)操作方法:三棱针挑刺龈交穴治疗内痔出血,患者仰卧,垫高颈部,暴露龈交穴,右手持消毒三棱针,针体与患者上唇呈平行水平方向,用针尖前1/2的一侧平面部轻轻按压穴位,然后用横刺法迅速刺入穴位,针尖向外挑刺,用消毒棉球压迫止血。

(三)火针法

(1)取穴:局部病变部位。

(2)操作方法:常规消毒后,插入肛门镜,找准施术部位,将火针烧红快速刺入施术的部位。一般先在痔核上方(结石位)3点、7点、11点,3个母痔上方的直肠上动脉区各刺1针,意在阻断痔内血的来路,然后根据痔核大小,在周围及痔核上刺数针,深度为有抵抗感为宜,即黏膜基底层为止。一般每周1次,火针针眼1周后愈合,愈合前一直起作用,2次为1个疗程。

(四)芒针法

(1)取穴:秩边。

(2)操作方法:常规消毒后,芒针与矢状面和横断面均成15°~20°角,斜向肛门方向进针,施芒针手法,令针感直达肛门,点刺10下后出针。

(五)耳针法

(1)取穴:肾区、膀胱、尿道、神门、三焦、交感。

(2)操作方法:毫针常规操作,留针20分钟。

(六)腹针法

1.取穴

(1)主穴:中脘(浅刺)、气海(深刺)、关元(深刺)。

(2)配穴:水分(浅刺)、气海下风湿点(浅刺)、天枢(浅刺)。

2.操作方法

针刺前应充分暴露治疗部位,针刺前,应将腹部正中剑突往下至耻骨联合上缘，两侧腹部充分露出。针刺部位常规消毒后，用毫针刺法，以中极穴为中点，向左右两侧各找一点。进针后，手法宜轻、宜缓，只捻转，根据处方要求调整针刺的深度，行针手法宜不提插或者轻捻转、慢提插，得气后留针 20～30 分钟，每 5 分钟行 1 次针。留针过程中尽量避免改变姿势、体位，以防肌纤维缠绕针身造成滞针。

（七）耳穴埋豆法

（1）取穴：同耳针法。

（2）操作方法：用火柴棒以轻、慢、均匀的手法找出这些敏感点。耳穴常规消毒后，用王不留行籽贴附于小方块胶布中央，然后贴敷于耳穴上，按压王不留行籽，产生酸胀感，嘱患者自行每天按压 5～7 次。5 天换籽 1 次。

第四章 骨科常见病的针灸治疗

第一节 颈 椎 病

一、概述

颈椎病又称颈椎综合征，是增生性颈椎炎、颈神经根综合征、颈椎间盘脱出症的总称，是一种以退行性病理改变，刺激或压迫相应的神经根、脊髓、椎动脉及颈部交感神经等组织，并引起各种各样症状和体征的综合症候群。颈椎病主要表现为颈肩痛、头晕头痛、上肢麻木、肌肉萎缩，严重者双下肢痉挛、行走困难，甚至四肢麻痹，大小便障碍，出现瘫痪，好发于40～60岁中老年人。其临床依据病变部位、受压组织及压迫轻重的不同，常分为颈型、神经根型、椎动脉型、脊髓型、交感型、混合型6型。

本病一般属中医学“痹证”“痿证”“颈肩痛”“头痛”“眩晕”等范畴。

二、病因、病机

中医认为，本病常由于风、寒、湿3种外邪侵入身体，流注经络，导致气血运行不畅而引起肢体与关节疼痛、酸麻、重着及屈伸不利等；或由于跌仆、闪挫等对筋、骨、皮肉造成损伤所致；或由于久病体弱，肝血不足，肾精亏损，经脉失去濡养，导致肢体筋膜弛缓，手足痿软无力，不能随意运动。

三、诊断

(一)诊断标准

(1)有慢性劳损或外伤史。或有颈椎先天畸形、颈椎退行性病变。

(2)多发于40岁以上中年人，长期低头工作者或者习惯于长时间看电视、录像者，往往呈慢性发病。

(3)颈、肩背疼痛，头痛头晕，颈部板硬，上肢麻木。

(4)颈部活动功能受限，病变颈椎棘突，患侧肩胛骨内上角有压痛，可摸到条索状硬结，可有上肢肌力减弱和萎缩，臂丛牵拉试验阳性，压头试验阳性。

(5)X线正位片显示钩椎关节增生，张口位可有齿状突偏歪，侧位片显示颈椎曲度变直，椎间隙变窄，有骨质增生或韧带钙化，斜位片可见椎间孔变小。CT及磁共振检查对定性定位诊断有意义。

(二)临床分型

1.颈型颈椎病

颈型颈椎病临床上极为常见，以颈部症状为主，由于症状较轻，往往重视不够，以致反复发作而使病情加重。

(1)症状：颈部酸胀疼痛不适，一部分患者有头痛、头昏及肩背部酸痛，少有神经根刺激状，还有部分患者出现反射性短暂上肢感觉异常，咳嗽、打喷嚏时疼痛加重，麻木不加重。

(2)体征：颈部活动受限，且以颈部前屈后伸受限为主。颈部生理前凸变小或消失，椎旁肌、斜方肌、胸锁乳突肌有压痛，患病颈椎棘突间亦有压痛。椎间孔挤压试验、臂丛神经牵拉试验及神经根牵拉试验均为阴性，无皮肤感觉、肌力、腱反射异常等表现。

(3)影像学检查：X线检查见颈椎生理曲度变直，椎间关节失稳，出现“双边”“双突”等征象。部分患者X线片可见椎间隙变窄及轻度的骨质增生。

2.神经根型颈椎病

(1)症状：急性期可以引起颈、肩、臂部痛，或呈上肢放射痛，常伴手指麻木感。慢性发病患者多感颈部或肩背部酸痛，上肢根性疼痛或指端有麻木感。病程较长者或有上肢肌力减退、肌肉萎缩，握物不稳。部分患者患肢可呈现肿胀，皮肤呈黯红或苍白色。风寒及劳损可为发病的诱因，部分患者无明显诱因而逐渐发病。疼痛区与神经根病变节段一致。如同时伴有交感神经损害，可出现患侧手指肿胀、头痛、眼痛、出汗等症状。

(2)体征：颈部肌肉紧张、痉挛，张力增高；在颈椎后方，病变椎间盘相应的颈椎横突下方、棘突、棘突旁等部位可以有压痛，并可向相应的神经根分布区扩散，患侧肩胛内上角和内缘也可有压痛点。颈部向各个方向的活动可以受到限制，以向后仰头时及头部向病侧弯曲时活动受限最为明显。与病变节段对应的部位还可以有感觉减退或过敏、肌力减退、肌肉萎缩或肌腱反射减弱等表现。

(3)特殊检查:①臂丛牵拉试验阳性。②椎间孔挤压试验(压顶试验)阳性。

(4)影像学检查:①X线正位片可见钩椎关节增生;侧位片可见颈椎曲度变直或反弓,或椎间关节失稳,出现“双边”“双突”等征象,项韧带可有钙化现象,椎间隙变窄,椎体前后缘有骨质增生;斜位片可见椎间孔变窄,变形,关节突关节增生;过伸过屈位片可显示病变节段不稳定,病变节段在屈伸时活动过度。②CT和MRI检查均可显示椎间盘突出、神经根管狭窄及神经根受压的表现。CT检查可见椎体侧后缘增生,小关节突肥大增生、神经根管狭窄。冠状切面的MRI可显示钩椎关节增生。

3.脊髓型颈椎病

(1)症状:患者颈部发硬,颈后伸时易引起四肢麻木;上肢一侧或双侧先后出现麻木、疼痛。多先表现为一侧或两侧下肢麻木、无力、双腿发紧,抬步沉重。继而表现为一侧或双侧上肢握力减退、持物易坠,不能完成精细动作,如扣纽扣、夹花生米等。渐而出现跛行、易跌倒、步态笨拙等症状。双下肢协调差,不能跨越障碍物,双足有踩棉花样感觉。少数患者上肢症状可先于下肢症状出现,但一般略迟于下肢。部分患者自觉胸部或腰腹部有束带感。严重者行走困难,二便失禁或尿潴留,甚则四肢瘫痪,卧床不起。

(2)体征:颈棘突或棘突旁压痛,颈后伸、侧弯受限。下肢肌张力增高,肌力减退。躯干部有感觉障碍,但不规则,临床上不能按感觉出现障碍的水平定位病变节段。下肢多有感觉障碍。腱反射亢进,可诱发踝阵挛和髌阵挛;浅反射如腹壁反射、提睾反射多减退或消失。病理反射如霍夫曼征和巴宾斯基征等阳性。部分患者可出现感觉分离,即痛、温觉明显障碍或消失,但触觉正常或轻度减弱。

(3)影像学检查:①颈椎X线正侧及双斜位片可见颈椎曲度变直或向后成角,多节椎间隙狭窄,椎后缘骨质增生、钩椎关节增生致椎间孔变窄,项韧带钙化。②CT检查可见椎体后缘骨赘,或后纵韧带骨化、黄韧带肥厚或钙化,颈椎间盘突出。测量椎管正中矢状径,数值＜10 mm,提示椎管绝对狭窄,脊髓受压。③MRI检查对颈椎间盘退行性变以及脊髓受压迫程度均能较清晰显示,包括硬膜囊变形和蛛网膜下腔狭窄情况。此外MRI亦能显示骨质增生及神经根和椎间孔改变。④脊髓造影可以了解脊髓受压的部位和性质。

4.椎动脉型颈椎病

(1)症状:眩晕、耳鸣、耳聋,甚至猝倒,该症状的出现常与突然转头或抬头导致椎动脉供血不足有关。猝倒后随即清醒,可立即站起,意识清楚。发作时常伴有恶心、呕吐或心慌、胸闷、胸痛、出冷汗、流涎、心动过缓或心动过速。视力减退、视物不清、复视、眼睛疲劳，或有头痛，发音不清，吞咽障碍，喝水返呛，声音嘶哑。严重者可出现锥体束受累症状和共济失调的表现。

(2)体征：颈肌紧张，痉挛。颈椎棘突旁可有压痛，旋转试验阳性，或有霍纳综合征阳性。

(3)影像学检查：①X线正位片可见钩椎关节增生；张口位片可见齿突位置偏移，寰齿间隙左右不等宽，应结合第二颈椎棘突位置与齿突位置是否一致，判定枢椎有无旋转移位；斜位片可见钩椎关节增生，椎间孔变窄、变形。侧位片可见椎间关节增生，椎间隙变窄，颈曲变直或反弓，椎间节段失稳。②脑血流图对椎动脉型颈椎病的诊断有参考价值。③经颅多普勒检查可观察到椎-基底动脉供血不全或障碍的表现，对该颈椎病的诊断有重要意义。④椎动脉造影检查如见椎动脉扭曲，狭窄(骨赘压迫)，可考虑手法。椎动脉造影多见于手术前定位。

5.交感神经型颈椎病

交感神经型颈椎病症状临床表现复杂，多为主观症状，有的表现为交感神经兴奋，有的表现为交感神经抑制。

(1)症状：头痛和偏头痛，疼痛部位主要位于枕部或前额，性质为钝痛，常伴头晕；有些伴有恶心，少有呕吐。五官症状，如视物模糊、眼睑无力、眼裂增大、瞳孔扩大、眼球胀痛、流泪；耳鸣、听力减退或耳聋；发音不清，甚至失声，咽喉不适或有异物感。周围血管症状，如肢体发凉、怕冷，或肢体发红、怕热，一侧肢体少汗或多汗等。心脏症状，如一过性心动过速和血压升高、心律不齐、心前区疼痛等。其他症状，如尿急或尿不尽、便秘等。

(2)体征：多无明显体征，旋颈试验一般不诱发眩晕。

(3)影像学检查：X线检查示颈椎退行性变，或有椎间隙变窄，椎体失稳，C_3～C_4、C_4～C_5为较常见的椎节不稳节段。但有的患者X线表现可无任何异常表现。

四、中医辨证

(一)风寒湿痹阻(颈型)

颈项强痛，或伴肩、上肢窜痛麻木，以痛为主，头有沉重感，颈部僵硬，活动不利；恶寒畏风；舌质淡红，舌苔薄白，脉弦紧。

(二)气滞血瘀(神经根型)

颈肩部、上肢刺痛，痛处固定；肢体麻木；舌质黯，脉弦。

(三)痰湿阻络

颈部疼痛,头晕目眩,头重如裹;四肢麻木不仁,食欲缺乏或肥胖;舌质黯红,舌苔厚腻,脉弦滑。

(四)肝肾不足

颈部酸痛,眩晕头痛,病程日久;耳鸣耳聋,失眠多梦,肢体麻木,面红目赤;舌质红,少津,脉弦。

(五)气血亏虚(椎动脉型)

颈部酸痛,头晕目眩;面色㿠白,心悸气短,四肢麻木,倦怠乏力;舌质淡,少苔,脉细弱。

(六)气虚血瘀

颈部酸痛,头晕头痛;四肢麻木,倦怠乏力,舌质淡黯,苔薄白,脉沉细。

(七)气虚湿盛

颈项酸痛,上肢沉重麻木,酒食后加剧;以重痛为主,头有沉重感,颈部僵硬,活动不利;舌淡,苔厚,脉弦滑。

五、针灸治疗

(一)毫针刺法

1.取穴

(1)主穴:大椎、天柱、后溪、颈项夹脊。

(2)配穴:风寒痹阻者加风门、大椎;劳伤血瘀者加膈俞、合谷;肝肾亏虚者加肝俞、肾俞。

2.操作方法

大椎直刺1.0～1.5寸,使针感传向肩部。后溪可向合谷方向透刺,颈夹脊穴斜向颈椎斜刺,平补平泻。其余腧穴均按常规操作。风池针刺时,针尖微向下,向鼻尖斜刺0.8～1.2寸,或平刺透风府,必须严格掌握进针角度及深度,以免伤及延髓(所选肩颈部诸穴亦可使用灸法,每次30分钟左右,灸至局部皮肤发红即可)。

(二)电针法

1.取穴

(1)主穴:大椎、大杼、C_5～C_7夹脊。

(2)配穴：头晕配风池、百会；失眠配百会、印堂；耳鸣配听宫、听会、翳风；肩痛配肩髃、肩髎；手部疼痛配外关、中渚、合谷。

2.操作方法

用0.38 mm×(40～50)mm毫针，主穴以大椎穴为中心围刺6～8针，均由周边向中心斜刺0.8～1.2寸。配穴风池向下斜刺1.0～1.5寸；百会、印堂平刺0.8～1.0寸；其余配穴直刺0.5～1.5寸。行平补平泻手法，有针感后，连接电针治疗仪，采用疏密波，电量以患者感到有麻胀感为宜，每天1次。

(三)三棱针法

(1)取穴：疼痛明显处。

(2)操作方法：血瘀重者可在疼痛明显处用三棱针点刺放血。先在预备点刺部位的上下用手指向点此处推按，使血液积聚于点刺部位，然后用碘伏消毒，再用75%乙醇棉球脱碘，以左手拇、示、中指紧捏固定点刺部位皮肤，右手拇、示两指捏紧三棱针针柄，中指指腹紧靠针身下端，露出针尖3～5 mm，对准点刺部位，快速点刺，挤压针孔周围，出血少许，然后用消毒干棉球按压，最后用无菌敷料或创可贴贴护。亦可在痛点点刺放血，然后行拔罐法。

(四)皮肤针法

(1)取穴：大椎。

(2)操作方法：常规消毒后，在大椎穴处用七星针叩刺5分钟，以局部皮肤潮红、微微出血为度，待出血后施以火罐，留罐10～15分钟后起罐。隔天治疗1次，10次为1个疗程。

(五)火针法

(1)取穴：天柱(双)、上星、风池(双)、颈段夹脊穴(双)。

(2)操作方法：选用28号1寸毫针，针刺天柱、上星穴，得气(以局部有麻胀感为度)后以180～200次/分的频率捻转2分钟，留针30分钟，留针期间每间隔5分钟行针1次：选用28号1.5寸毫针，针刺风池、颈段夹脊穴，在行针得气基础上运针以紧按慢提、小角度捻转后留针，留针期间每10分钟重复上述手法1次，留针30分钟后出针。隔天1次。针刺出针后，以火针点刺颈段夹脊穴，每周2次。4周为1个疗程。

(六)芒针法

(1)取穴：肩背、风池、大椎。

(2)操作方法：患者取卧位，刺肩背穴时，针尖向后下方，相当于第2、3胸椎横突部刺入，缓缓按压推进，并可捻转，进针深度为 3～4 寸，使局部产生酸胀感，有时可有麻电感向背部放射。刺风池穴可进针 1.5～2.0 寸，使感应缓缓下行，以患者患侧麻胀感为度。

(七)小针刀法

1.颈型颈椎病

(1)定点：反应点的表现形式有压痛、硬结、条索。反应点常发生在枕骨隆突、枕骨上项线、枕骨下项线、各颈椎棘突、棘突旁、关节突、横突、棘突间、上段胸椎棘突、颈后肌群、胸锁乳突肌、项韧带、环枕筋膜等部位。

(2)操作方法：每次选取 3～4 个反应点，用碘酊、乙醇皮肤消毒，用朱氏Ⅰ型小针刀在各反应点处进刀，深达反应点基部。根据各个解剖层次实施纵疏横剥 2～3 刀，刀口线与神经、血管平行。对骨面上的反应点，针刀要到达骨面。对附着于颈椎棘突上的项韧带要纵疏、横行铲剥。对与骨相连的肌腱、筋膜、韧带要实施切割分离。5 天松解 1 次，术后配合手法治疗。

2.神经根型颈椎病

(1)定点：根据脊神经受累部位，在对应颈椎骨相关部位定点。①与病变对应棘突上下缘为第 1 点，旨在切开部分棘间韧带；②与病变对应颈椎棘下缘距棘突正中线 2 cm 处为第 2 点，旨在切开关节突、关节囊和椎间孔周围软组织以及切断部分横突韧带；③颈部、肩部、背部反应点为第 3 点，旨在协同前两点的治疗效果。

(2)操作方法：在预选点处进行常规碘酊、乙醇消毒。用平刃针刀先在第 1 点处进刀，紧贴棘上下缘，刀口线与脊柱纵轴平行，刀身与皮肤垂直，达到皮下后调转刀口线 90°切断部分棘间韧带 4～5 刀。之后，于第 2 点处进刀，刀口与脊柱纵轴平行，针体与皮肤垂直，深达骨面后，调转刀口线 90°切割关节突、关节囊 3～4 刀，再将针刀水平方向顺骨面向外探及椎间孔缘，刀口线可至与脊柱纵轴平行，紧贴孔缘 3～4 刀。再将针刀退回原位，但不出刀，朝外下方向顺骨面探及横突，在横突上缘，刀口线与脊柱纵轴垂直，紧贴横突，小幅度切割 2～3 刀，出刀，5 天松解 1 次，术后配合手法治疗。

3.椎动脉型颈椎病

(1)定点：①枕骨隆凸直下 1～2 cm 为第 1 点；②风池穴为第 2 点；③第 1 点与第 2 点连线中点为第 3 点，第 1 点和第 3 点旨在切开部分环枕筋膜；④C_2 棘突上下缘为第 4 点；⑤C_2 至 C_5 棘突尖为第 5 点。

(2)操作方法：在定点处常规碘酊、乙醇消毒，用平刃针刀，先在 1～3 点处进刀，刀口线与神经、血管走向平行，针体始终与颅骨垂直，达骨面后，提插切割，分离 3～4 刀，出刀。然后在第 4 点进刀，此时一定要摸准 C_2 棘突，紧贴棘突上下缘浅刺切割 2～3 刀，出刀。在 C_2 至 C_3 棘突尖治疗时，针刀与皮肤垂直，刀口线与脊柱纵轴平行达棘突尖后纵疏、横行铲剥 2～3 刀。每次治疗 3～5 个点，5 天治疗 1 次，术后配合手法治疗。

4.脊髓型颈椎病

(1)定点：在病变部位对应颈椎棘下缘为第 1 点，旨在切开部分棘间韧带；在病变部位对应颈椎棘突下缘，距棘突正中线约 2 cm 处为第 2 点，旨在切开关节突、关节囊。

(2)操作方法：在定点处常规碘酊、乙醇消毒，用平刃针刀先在第 1 点进刀，刀口线与脊柱纵轴平行，针体与皮肤垂直，在达到骨面后，调转刀口线，切割关节囊 3～4 刀出刀。每次治疗 4～6 个点，5 天为 1 个疗程，术后配合手法治疗。

5.交感神经型颈椎病

(1)定点：①风池穴为第 1 点；②枕骨隆凸直下 1～2 cm 为第 2 点；③颈、背部反应点为第 3 点。

(2)操作方法：在定点处常规碘酊、乙醇消毒，用平刃针刀先在第 1 点处进刀。针体与颅骨垂直，刀口线与神经、血管走向平行刺入皮肤、皮下，达骨面，调转刀口 90°，切割铲剥 2～3 下出针刀，刀口线与脊柱纵轴平行，针体与颅骨面垂直，铲剥切割 2～3 下后出刀。在颈部、背部各反应点进刀时，直达反应点基部，按解剖层次纵行疏通，横行剥离。每次选 4～5 个点，5 天治疗 1 次，术后配合手法治疗。

(八)头针法

1.取穴

(1)主穴：顶枕带(百会至脑户的条带)上 1/3(双侧)、顶后斜带、额中带、顶中带。

(2)配穴：头晕重加颅后带，痰湿盛加额顶带中 1/3(右侧)。

2.操作方法

常规消毒后，取 30 号 1.5 寸毫针斜刺，均用小幅度提插泻法。肝肾亏虚加额顶带后 1/3(双侧)，用小幅度提插补法。行针时配合颈部松解，患者头部前后左右自主运动，每次行针 3～5 分钟，间隔 15 分钟再行针 1 次，留针 2～12 小时，隔天 1 次，6 天为 1 个疗程。

(九)腹针法

1.取穴

(1)主穴:中脘、关元。

(2)配穴:双侧商曲,患侧滑肉门,患侧上风湿点(位于腹中线脐上 1.5 寸,旁开 2.5 寸),患侧上风湿外点(位于腹中线脐上 1 寸,旁开 3 寸)。

2.操作方法

先测准腹针穴位,以确保疗效。常规消毒,先用 40～60 mm 长的 38 号毫针,进针时首先应避开毛孔、血管,然后施术要轻、缓。如针尖抵达预计深度时,一般采用只捻转不提插或轻捻转、慢提插的手法,使腹腔内大网膜有足够的时间游离,避开针体,以避免刺伤内脏。施术时一般采用三部法,即候气、行气、催气手法。进针后停留 3～5 分钟,谓之候气;然后再捻转使局部产生针感,谓之行气;再隔 5 分钟行针 1 次,加强针感,使之向四周或远处扩散,谓之催气。留针 30 分钟后起针,每天 1 次,10 天为 1 个疗程。

(十)隔姜药灸法

(1)取穴:风府、天柱、大椎、陶道及痛点。

(2)药物制备:白胡椒 100 g,栀子、延胡索各 200 g,川芎 50 g,草乌 25 g,红花 10 g,以上方药研成细末,用 1 000 mL 陈醋浸泡 2 周,滤去药渣,用上清液适量。另将生姜洗净切成 0.2～0.3 cm 厚的姜片,每隔 0.3 cm 扎 1 个小孔,此姜片放入上清液中浸泡 1 周就可使用。

(3)操作方法:灸时每次选 2～3 个穴位,找准穴位,放好药物浸泡的姜片,点燃艾条,对准姜片,采用无瘢痕隔姜雀啄式灸法,以有疼痛感为度,每次灸 30 分钟。以泻法为主(将艾条点燃后,不断地吹其火,以助艾火尽快燃烧,灸后不要按压施灸的穴位)。每天治疗 1 次,交替使用穴位,连续治疗 5 次为 1 个疗程。

(十一)雷火灸法

1.取穴

(1)主穴:夹脊、阿是穴、风池、肩贞、合谷。

(2)配穴:风寒湿阻配以肩井、足三里;气滞血瘀配以肩井、绝骨;痰湿阻络配以足三里、丰隆、中脘;肝肾不足配以足三里、太溪;气血亏虚配以足三里、中脘、血海、关元。

2.操作方法

采用固定悬灸法，每次灸3～6个穴位，每天1次，15次为1个疗程。

(十二)穴位埋线法

(1)取穴：颈穴1和颈穴2(分别位于C_5和C_7棘突旁开1.5寸处)，均为双侧。

(2)操作方法：先令患者取俯伏坐位，标定颈穴。常规消毒后，戴上消毒手套，用2%利多卡因做穴位局部浸润麻醉。剪取0～1号羊肠线3 cm，用小镊子将其穿入制作好的9号腰椎穿刺针管中。垂直快速进针，当针尖达皮下组织及斜方肌之间时，迅速调整针尖方向，以15°向枕部透刺，寻找强烈针感向头部或肩臂部放射后，缓慢退针，边退边推针芯，回至皮下后拔针，用干棉球按压针孔片刻，再用创可贴固定。颈穴2及对侧两穴埋线，操作同上。埋线1次即为1个疗程，一般15天左右行第2疗程。

(十三)穴位注射法

(1)取穴：头疼头晕取风池穴，颈椎骨质增生部位及痛点取颈夹脊穴(参考X线片)，肩背及上肢痛取肩中俞、肩外俞、心俞、肺俞穴。

(2)药物：丹参注射液10 mL，10%葡萄糖液6 mL，维生素B_{12} 1 mL，1%利多卡因注射液4 mL，疗程首日加醋酸氢化泼尼松25 mg。

(3)操作方法：取20 mL一次性注射器，6号半注射针头，抽取上述药液均匀混合。令患者取坐位，暴露颈背部，皮肤常规消毒。风池穴，术者持注射器近皮肤垂直方向，快速刺入皮下组织，缓慢推进0.5寸，回抽无血，将药液缓慢推入；颈夹脊穴、肩外俞、肩中俞、心俞、肺俞，术者右手拇指捏起皮肤，将针与皮肤成30°人体纵轴方向快速刺入皮下，缓缓沿皮下进针0.8寸，回抽无血，将药液缓慢推入形成皮丘。每次选用2穴，每穴注入上述混合药液各半，每天1次，7天为1个疗程。

(十四)耳穴埋豆法

1.取穴

(1)主穴：皮质下、肾上腺、交感、神门。

(2)配穴：伴视力减退加睛明、攒竹；伴恶心、呕吐加内关、中脘；伴有神经衰弱症状加神门、百会；伴突然摔倒加百会。

2.操作方法

用火柴棒以轻、慢、均匀的手法找出这些敏感点。耳穴常规消毒后，用王不留行籽贴附于小方块胶布中央，然后贴敷于耳穴上，按压王不留行籽，产生酸胀感，嘱患者自行每天按压 5～7 次。5 天换籽 1 次。

第二节　肩关节周围炎

一、概述

肩关节周围炎简称肩周炎，是一种肩周、肌腱、肌肉、滑囊以及关节囊等肩关节周围软组织所发生的无菌性炎症反应，以及上述炎症引起的广泛的粘连等病理变化，导致肩关节疼痛和功能障碍的疾病。

肩周炎属中医学“痹证”范畴，又称“五十肩”“冻结肩”“漏肩风”“肩痹”等。本病是以肩长期固定疼痛，活动受限为主要表现的肢体痹病类疾病，其发病主要因年老体衰，肝肾不足、气血虚损，筋骨失于濡养，加之长期劳累以及肩部露卧受凉，寒凝筋膜而致，日久则筋脉粘连，不能活动。具有多单侧发病，缓慢加重，经数月或更长时间可自行减轻以至痊愈的特点。病程数月至两年，一般不复发。

二、病因、病机

肩关节是经脉和经筋经过并会聚的部位，包括有手三阳经及其经筋、足少阳经、阳跷脉、阳维脉以及手三阴经，所以肩关节是上肢经络-气血运行的关键部位，又是上肢运动的枢纽。人至五十肾精亏损，肾气衰弱，推动和调控脏腑的功能减弱。在脏腑中，心主血，肝藏血，脾统血，脾与胃为气血生化之源，肺主气，朝百脉输送气血，脏腑虚弱则气血亏损，难以抗御外邪，易感受外邪为患。所以，肾气虚弱，气血亏损，卫外乏力，肩部经脉易感受外邪导致经络气血闭阻，引起疼痛。另外，肩关节是上肢运动的枢纽，易发生运动性损伤，导致肩关节疼痛。

(一)风寒湿邪侵袭经脉

风为阳邪，向上向外，具有较强的穿透力，易于开发腠理，寒、湿邪气可乘机内犯肩部经脉；寒主凝滞，风邪又借寒邪凝滞附着于肩部肌肉关节；湿邪黏着胶固，又借助寒邪之凝固，停滞肩部，导致经络气血闭阻不通，不通则痛，发为肩痛。

(二)瘀血阻滞经脉

跌打损伤，或肩关节活动过度扭伤筋脉，或久痛入络，瘀血停滞，使经络气血闭阻发为肩痛。

(三)筋肉失养

年老气血虚弱，或肩痛久治不愈，经络气血闭阻日久，经筋失养，肌肉挛缩，肩关节活动艰难。

三、诊断

(一)临床表现

1.肩部疼痛

起初时肩部呈阵发性疼痛，多数为慢性发作，以后疼痛逐渐加剧或钝痛，或呈刀割样痛，且为持续性；气候变化或劳累后，常使疼痛加重，疼痛可向颈项及上肢（特别是肘部）扩散；当肩部偶然受到碰撞或牵拉时，常可引起撕裂样剧痛，肩痛昼轻夜重为本病一大特点，多数患者常诉说后半夜痛醒，不能入睡，尤其不能向患侧侧卧。若因受寒而痛者，则对气候变化特别敏感。

2.肩关节活动受限

肩关节向各方向活动均可受限，以外展、上举、内外旋受限更为明显。随着病情进展，由于长期失用引起关节囊及肩周软组织的粘连，肌力逐渐下降，加上喙肱韧带固定于缩短的内旋位等因素，使肩关节各方向的主动和被动活动均受限，当肩关节外展时出现典型的“扛肩”现象，特别是梳头、穿衣、洗脸、叉腰等动作均难以完成，严重时肘关节功能也可能受影响，屈肘时手不能摸到同侧肩部，尤其在手臂后伸时不能完成屈肘动作。

3.怕冷

患肩怕冷，不少患者终年用棉垫包肩，即使在暑天，肩部也不敢吹风。

4.压痛

多数患者在肩关节周围可触到明显的压痛点，多位于肩峰下滑囊、喙突、冈上肌附着点等处，尤以肱二头肌长头肌腱沟为甚，少数呈肩关节周围软组织广泛性压痛，无压痛点者少见。

5.痉挛与萎缩

三角肌、冈上肌等肩关节周围肌肉早期可出现痉挛，晚期可发生肌萎缩。

6.失用性肌萎缩

患者出现肩峰突起、上举不便等典型症状，此时疼痛症状反而减轻。

(二)辅助检查

实验室检查多正常。X线检查可有轻度骨质疏松，但无骨质破坏，可在肩峰下见到钙化阴影。

(三)诊断要点

(1)有轻微外伤,过劳或受寒冷的病史,好发年龄50岁左右,女性多见。

(2)起病较缓,局部无红肿,无全身症状。

(3)疼痛为钝痛或如刀割样,夜间较著,甚被痛醒,有时可放射至前臂。压痛广泛,以喙韧肱骨大结节处最为明显。常伴有三角肌萎缩。

(4)肩关节活动多方向受限,以外展、外旋最为显著且出现较早。病情进展,患肩的内收外旋、上举后伸、环形活动均可明显受限,因此梳头,穿衣动作难以完成。

(5)X线检查:肩关节多呈阴性。有时可见骨质疏松、冈上肌腱钙化、大结节处有高密度的阴影。

四、中医辨证

(一)寒湿痹阻证

肩部窜痛,遇风寒痛增,得温痛缓,畏风恶寒,或肩部沉重感。舌质淡,苔薄白或腻,脉弦滑或弦紧。

(二)血瘀气滞证

肩部肿胀,疼痛拒按,以夜间为甚。舌质淡或有瘀斑,舌苔白或薄黄,脉弦或细涩。

(三)气血亏虚证

肩部酸痛日久,肌肉萎缩,关节活动受限,劳累后痛重,伴头晕目眩、气短懒言、心悸失眠、四肢乏力。舌质淡,苔少或白,脉细弱或沉。

五、针灸治疗

(一)毫针刺法

1.取穴

(1)主穴:肩髃、肩髎、肩贞、阿是穴、阳陵泉、中平穴(足三里下1寸)。

(2)配穴:对于外邪侵袭者,阳明经痛,加曲池、合谷;少阳经痛,加外关、中渚;太阳经痛,加小海、后溪;太阴经痛,加尺泽、天府,可加灸。对于气血瘀滞者,加条口透承山,边行针边令患者活动肩部。对于气血虚弱者,加足三里、气海。太阴证加尺泽、阴陵泉;少阳经证加手三里、外关;太阳经证加后溪、大杼;阳明经证加条口透承山。

2.操作方法

医师施针用补泻兼施法。

(二)电针法

(1)取穴:肩髃、肩髎、肩贞、肩内陵、臂臑、阿是穴。

(2)操作方法:取2个穴位为1组,选2～3组穴位,接电针仪并通电,选择疏密波治疗20分钟,电流强度以患者耐受为度。每天1次,10次为1个疗程。以上诸穴可交替使用。

(三)火针法

(1)取穴:阿是穴、条口。

(2)操作方法:医师先令患者活动肩部,充分暴露疼痛部位,并保持最疼的姿势,选取局部疼痛点,以中粗火针加热烧红后局部点刺不留针,疼痛面积较大者,可予局部多针点刺。条口以细火针直刺,深度约为40 mm,不留针。隔天1次,5次为1个疗程。

(四)芒针法

(1)取穴:肩髃、极泉、肩贞、条口、承山。

(2)操作方法:患者取坐位,肩平举,医师深刺肩髃穴。对于肩不能抬举者,医师可局部多向透刺,使患者肩平举,然后刺极泉透肩贞及其他穴位;在条口透承山,从条口进针,边捻转边令患者抬起肩部,留针20分钟。

(五)耳针法

(1)取穴:肩、肩关节、肾上腺、神门、皮质下。

(2)操作方法:医师每次选用3～4穴,用揿针埋藏,每天8～12小时,每隔1小时刺激1次,10天为1个疗程。医师也可用王不留行籽或磁珠贴压耳穴,让患者每天自行按压3次,每次5分钟左右,5～7天调换耳穴。

(六)头针法

(1)取穴:对侧顶旁2线及同侧顶颞后斜线的中1/5。

(2)操作方法:用泻法施术2分钟,留针30分钟,每隔10分钟行针1次,同时配合肩关节功能运动。

(七)雷火灸法

(1)取穴:疼痛部位。

(2)操作方法:医师采用雷火灸,每次 20 分钟,使局部产生温热舒适感。每天或隔天治疗 1 次,10 次为 1 个疗程,疗程间隔 3 天。

(八)刺络拔罐法

(1)取穴:阿是穴。

(2)操作方法:医师用皮肤针叩刺肩部压痛点和病变部位,用重叩法使少量出血,再加拔火罐 10 分钟。每周治疗 1～2 次,5 次为 1 个疗程。

(九)穴位贴敷法

(1)取穴:大椎、风门、肩井、肩髃、肩贞、阿是穴。

(2)操作方法:医师先取生草乌 10 g、生川乌 10 g、生南星 10 g、干姜 10 g、细辛 8 g、丁香 8 g、肉桂 6 g 研末,再以醋汁调匀,取适量贴敷于上述穴位。每天 1 次,每次 5～8 小时,10 天为 1 个疗程。

(十)穴位埋线法

(1)取穴:颈夹脊 4～5、肩髃、肩贞、曲池、外关、条口、承山。

(2)操作方法:每次选用 4～6 穴,采用 PGLA 线体埋置于穴位内,1～2 周埋线 1 次,5 次为 1 个疗程。症状控制后,医师继续埋线 1～3 次以巩固疗效。

(十一)穴位注射法

(1)取穴:①肩髃、肩贞、阿是穴;②天宗、臂臑穴。

(2)操作方法:医师在两组穴位交替注射野木瓜注射液和丹参注射液,隔天注射 1 次,10 次为 1 个疗程。

第三节 腰肌劳损

一、概述

腰肌劳损是指腰部软组织慢性损伤,或急性损伤未及时恢复遗留的慢性损伤所引起的腰腿痛等一系列症状。腰肌劳损,为临床常见病、多发病,发病因素较多,主要症状是腰部酸痛,日间劳累加重,休息后可减轻,日积月累,可使肌纤维变性,甚而少量撕裂,形成瘢痕或纤维索条或粘连,遗留长期慢性腰背痛。腰肌劳损实为腰部肌肉及其附着点筋膜,甚或骨膜的慢性损伤性炎症,为腰痛的常见原因。由于病程一般较长,常称慢性腰肌劳损。

中医学称本病为“腰痛”,属于“痹证”范畴。多因闪挫跌仆,损伤经脉,气滞血瘀;或久坐久立;或劳作过度,损伤筋骨,气血瘀滞,筋脉失养;感受寒湿或湿热内蕴,使腰部经脉阻滞,气血不通;或年老体虚,肝肾不足,筋骨失养等而导致腰痛。

二、病因、病机

腰肌劳损病位在腰,腰部活动范围大、负重多,腰背部肌肉经常处于应力紧张状态,如果不注意体位(坐、卧、行),长期保持某一不平衡体位,使腰部软组织持续被牵拉,容易发生劳损。同时,腰为肾之府,督脉并于脊里,肾附于其两旁,膀胱经夹脊络肾,肾气不足,复遇风、寒、湿邪侵袭,痹阻筋脉,致使气血运行障碍,筋肉拘挛,易成复发之疾。

三、诊断

(一)临床表现

主要症状为无明显诱因的腰或腰骶部疼痛,反复发作,疼痛可随气候变化或劳累程度而变化,时轻时重,缠绵不愈。在疼痛区有固定压痛点,该点位置常在肌肉起、止点附近,或神经肌肉结合点。在压痛点进行叩击,疼痛反可减轻,这是与深部骨疾病的区别之一。脊椎活动多无异常。急性发作时,各种症状均明显加重,并可有单侧或双侧骶棘肌痉挛征,脊椎侧弯和功能活动受限。部分患者可有下肢牵拉性疼痛,但无窜痛和肌肤麻木感。疼痛的性质多为钝痛,可局限于一个部位,也可散布整个背部。可能有脊柱后突、侧突。多有长期坐位、弯腰工作史。

(二)辅助检查

X线检查多无异常所见,少数患者可有骨质增生或脊柱畸形。

(三)诊断要点

(1)腰部酸痛,肌肉僵硬,有沉重感,受寒湿、劳累后加重,休息减轻,过度活动时加重,适当活动或变换体位时减轻。

(2)患者腰部急性损伤迁延或有慢性劳损病史。

(3)患者偶有腰椎生理前凸或变直。腰部有局限压痛点;常可触及条索状或团块状的痛性结节。压痛点和痛性结节多分布于两侧腰肌,腰椎横突尖、髂骨棘后部和骶骨后腰背肌止点处。直腿抬高试验偶可阳性,但加强试验为阴性。

四、中医辨证

(一)气滞血瘀

发作时腰部胀痛走窜、痛无定处、时轻时重,矢气或呃逆疼痛减轻,痛重者腰部转侧不利。舌苔薄,脉弦。

(二)血瘀阻络

发作时可见腰部刺痛,局部肿胀、痛处固定不移拒按,疼痛日轻夜重。舌质紫黯或有瘀点瘀斑,脉涩。

(三)寒湿痹阻

发作时可见腰部疼痛转侧不利,气候变化疼痛加重。舌苔白腻或白厚,脉沉迟或缓。

(四)肝肾虚损

发作时腰部酸软疼痛,时轻时重,喜按喜揉,肢体无力,疼痛劳累加重、疼痛劳累加重、休息减轻。偏阳虚者,畏寒肢冷、夜尿较多,脉沉细;偏阴虚者,头晕目眩、口干咽燥、心烦失眠、手足心热。舌苔薄,脉细数。

五、针灸治疗

(一)毫针刺法

1.取穴

(1)主穴:大肠俞、环跳、委中、肾俞、昆仑、三阴交。

(2)配穴:寒湿者加风市、阳陵泉,肾阳虚加足三里,肾阴虚加太溪。

2.操作方法

选以上穴位,施提插泻法,留针 30 分钟,每天 1～2 次。

(二)电针法

(1)取穴:大肠俞、环跳、秩边、承扶、委中、阳陵泉、飞扬、昆仑。

(2)操作方法:每次取 2～4 个穴位,针刺得气后加脉冲电针,行针 20 分钟,用于疼痛急性发作,有迅速止痛之效。

(三)耳针法

(1)取穴:神门、腰、膝、臀、坐骨、耳壳背面部相应穴处。

(2)操作方法:用半寸针施捻转泻法或用药籽压法,隔天一次,用于急性发作或缓解期治疗。

(四)头针法

(1)取穴:对侧感觉区、足运感区。

(2)操作方法:用 30 号毫针,每穴捻转 1～3 分钟。

(五)艾炷灸法

(1)取穴:肾俞(双)、腰阳关、命门、足三里。

(2)操作方法:用艾炷直接灸法,每穴灸 3～5 壮。

(六)温和灸法

(1)取穴:腰阳关、肾俞(双)。

(2)操作方法:用点燃的艾条在上述穴位距离皮肤 3 cm 左右行温和灸,每穴 5 分钟。以上操作每天治疗 1 次,10 次为 1 个疗程,连续治疗 3 个疗程。

(七)刺络拔罐法

(1)取穴:环跳、大肠俞、委中、阳陵泉。

(2)操作方法:每次取 1～2 穴,用三棱针点刺 3～5 点,取大号玻璃罐,闪火法拔之,出血量 5～10 mL,用于疼痛急性发作,有缓急止痛之效。

(八)走罐法

(1)取穴:足太阳膀胱经。

(2)操作方法:用医用凡士林均匀涂于患者腰部,然后取一玻璃火罐,用闪火法吸附腰部,拔紧后,以手握住罐底,稍倾斜,沿足太阳膀胱经于患部来回走罐,在腰部上下循经来回推动 3～6 遍,至皮肤充血潮红为度。每天 1 次,10 次为 1 个疗程。

(九)刮痧法

1.取穴

头面部:人中。背部:风府、膈俞、肝俞、志室、肾俞、命门、次髎、腰阳关。下肢:委中、阳陵泉、太溪、照海、足三里、昆仑。下腹部:关元。

2.操作方法

首先根据患者体质强弱、年龄大小、胖瘦、承受能力等不同而辨证采用补法、泻法、补泻结合的刮拭手法,循督脉、足太阳膀胱经、胃经、胆经、膀胱经、肾经,重点刮拭人中、腰阳关、委中、足三里,刮拭后可进行拔罐疗法。

(十)穴位贴敷法

1.处方一

(1)药物:葱白 30 g,大黄 6 g。

(2)操作方法:将上药捣烂、炒热,外敷痛处,每天 2 次。一般用药 10～15 天显效。主治腰肌劳损之腰痛。

2.处方二

(1)药物:骨碎补 2 500 g,威灵仙、川杜仲、鸡血藤各 500 g,红花、当归、白芷各 250 g。

(2)操作方法:上药烤干,研粉。取 250 g,加少许水湿润,炒热,另加米酒 150 mL搅匀,装于规格为 30 cm×20 cm 的布袋内,敷于腰痛部位,再放上热沙袋,每次 2 小时,每天 1 次,7 天为 1 个疗程。每袋药粉可连用 7 天,每天加米酒炒热后再用。主治腰肌劳损之腰腿痛。

3.处方三

(1)药物:干姜 20 g,当归 15 g,苍术 10 g,95%乙醇适量。

(2)操作方法:干姜、当归、苍术共研为细末,用乙醇调成糊状,外敷患处,然后用 100 瓦白炽灯烘烤 20～40 分钟,每天 1 次。一般用药 15～20 天可取得显著疗效。主治慢性腰肌劳损。

4.处方四

(1)药物:独活、防风、杜仲、牛膝、续断、香附、当归、延胡索、桑寄生、威灵仙各 20 g。

(2)操作方法:上药共研粗末,炒热用布包裹,趁热敷患处,每次 30 分钟,每天 1～2 次,每剂药可连用 3～5 天。一般用药 2～3 周可获显效。主治慢性腰肌劳损。

(十一)穴位注射法

(1)取穴:①肾俞、腰阳关、委中;②腰夹脊、命门、昆仑。两组穴位交替使用。

(2)操作方法:药物选用当归针 2 mL,胎盘组织液 2 mL,维生素 B_{12} 250 mg。患者俯卧位,选好穴位,局部常规消毒。用 5 mL 注射器,5 号长针头将药液吸入,摇匀,注入肾俞(双)、腰阳关、委中(患侧),掌握好进针的深度(根据患者胖瘦而定),一般刺入深度不超过 15 mm。进针后有酸、麻、胀等得气感后,回抽无回血,即将药液慢慢注入。每天 1 次,10 次为 1 个疗程,疗程期间休息 3 天,一般治疗 1～3 个疗程。

(十二)耳穴埋豆法

1.取穴

(1)主穴：腰椎、骶椎、肝、肾、神门、皮质下。

(2)配穴：肾上腺、肺、脾、腘窝。

2.操作方法

每次贴压一侧耳穴，两耳交替，2～3 天换贴 1 次，用轻柔按摩补法。10 次为 1 个疗程，疗程间休息 7～10 天。

第四节　腰椎间盘突出症

一、概述

腰椎间盘突出症又称腰椎纤维环破裂症或腰椎髓核脱出症。它是腰椎间盘发生退行性变的基础上，在外力作用下，纤维环破裂髓核突出，刺激或压迫神经根、血管或脊髓等组织所引起的腰痛，并以常伴有坐骨神经放射性疼痛等症状为特征的一种病变，是临床上常见病、多发病之一。多发于青壮年，男性多于女性。以 $L_4 \sim L_5$、$L_5 \sim S_1$ 发病率最高，约占 95%。

本病在中医学中称“腰痛病”或“腰病连膝”，属于中医学“腰痛”“腰腿痛”的范畴。

二、病因、病机

中医认为腰腿痛是肾气虚伤，风寒湿邪乘虚而入，结于筋脉肌骨之间，加之伤劳过度，扭闪挫跌，复致筋脉受损瘀阻经络，不通为痛，故见腰痛如折，转摇不能，腰腿酸麻拘急，往往迁延难愈。因此，外伤及风寒湿邪是导致腰椎间盘突出症的外因，肾虚是腰椎间盘突出症的内因。

三、诊断

(一)病史

有急、慢性腰部疼痛史。

(二)临床表现

(1)下腰部疼痛：疼痛沿着坐骨神经向下肢放射，当行走、站立、咳嗽、打喷嚏、用力大便、负重或劳累时疼痛加重，屈髋、屈膝卧床休息后疼痛缓解。

（2）坐骨神经痛：常为单侧，也有双侧者，常交替出现，疼痛沿患肢大腿后面向下放射至小腿外侧，足跟部或足背外侧。

（三）检查

（1）腰部僵硬，脊柱侧弯，腰椎前凸减小或消失。

（2）压痛点：腰椎间隙旁有深度压痛，并引起或加剧下肢放射痛（即腰椎间盘突出的部位）；环跳、委中、承山、昆仑等部位压痛。

（3）皮肤感觉异常：小腿外侧及足背部感觉减退或麻木，表明第 5 神经根受压；外踝后侧、足底外侧和小趾皮肤感觉减退或麻木，表明 S_1 神经根受压。

（4）直腿抬高试验阳性，屈颈试验阳性，颈静脉压迫试验阳性，踇趾背屈力减弱（L_5 神经根受压）或趾跖屈试验性（S_1 神经根受压），腱反射减弱或消失（膝腱反射减弱或消失表示 L_1 神经根受压，跟腱反射或消失表示骶神经根受压）。

（5）X 线检查：X 线片可见脊柱侧弯或生理前屈消失，椎间隙前后等宽，或前宽后窄，或椎间隙左右不等宽等。

（6）CT、MRI 检查：可见腰椎间盘突出的部位、大小及与椎管的关系。

四、中医辨证

（一）血瘀型

腰腿痛如针刺，痛有定处，日轻夜重，俯仰不便，转侧不能，间有便结溺清，烦躁口干，舌紫暗有瘀斑，脉沉涩。

（二）痹证型

（1）寒湿型：腰脊冷痛、肢冷无力，痛有定处，得寒痛剧，遇热痛减，溲清长，舌质淡，苔薄白或腻，脉沉紧。

（2）风湿型：腰脊疼痛，痛无定处，走窜不定，肌肤麻木，与天气变化有关，伴有微恶风寒，舌质淡，苔薄白或薄黄，脉虚细。

（三）肾虚型

（1）肾阳虚：腰痛绵绵，酸软无力，久治不愈，喜按喜揉，遇劳尤甚，常伴少腹拘急，面色㿠白，畏寒肢冷，少气乏力，舌质淡苔薄白，脉沉弱。

（2）肾阴虚：腰痛绵绵，酸软无力，久治不愈，遇劳则甚，常伴心烦不眠，口燥咽干，面色潮红，手足心热，舌红少苔，脉弦细数。

五、针灸治疗

(一)毫针刺法

1.取穴

(1)主穴:肾俞、白环俞、环跳、承扶、殷门、委中、阳陵泉。

(2)配穴:L_2～L_5 夹脊、上髎、次髎、秩边、承山、悬钟、昆仑、足临泣、阿是穴。

2.操作方法

每次选用3～5个穴位,用强刺激或中等刺激,使触电感向远端放射,每天1～2次,症状好转后可隔1天或隔2天治疗1次。

(二)电针法

1.取穴

(1)主穴:L_4～L_5 夹脊。

(2)配穴:秩边、环跳、风市、阳陵泉、委中、绝骨、昆仑。

2.操作方法

选疏密波或断续波,电流量由中等度到强刺激,每天1次,每次15～30分钟,10次为1个疗程,疗程间隔3～5天。

(三)耳针法

(1)取穴:门、腰、膝、臀、坐骨、耳壳背面部相应穴处。

(2)操作方法:用半寸针施捻转泻法,隔天1次,用于急性发作或缓解期治疗。

(四)头针法

(1)取穴:对侧感觉区。

(2)操作方法:用30号毫针,每穴捻转1～3分钟。

(五)温灸法

1.取穴

(1)主穴:病变压痛点(阿是穴)、八髎、秩边、风市、阳陵泉、足三里、昆仑。

(2)配穴:肾俞、腰阳关、环跳、承扶、委中、承山、绝骨、足临泣、神阙。

2.操作方法

每次选用3～5个穴位,连续熏10～20分钟,至局部皮肤发热、发红为止。每天灸治1～2次,7～10次为1个疗程,疗程间隔3～5天。

(六)刺络拔罐法

(1)取穴:肾俞、八髎、环跳、承扶、殷门、委中、悬钟、丘墟、昆仑。

(2)操作方法:每次选用1～4穴,取穴处皮肤消毒后,以三棱针点刺出血,拔罐2～3分钟去罐,第一次出血量10～20 mL,第二次拔罐后,每次出血量5～10 mL,第一次针后如症状减轻可间隔7～10天再针,如症状未减可隔2～3天针第二次。

(七)穴位注射法

(1)取穴:环跳、殷门、委中、阳陵泉、绝骨。

(2)操作方法:10 mL当归红花注射液以长针头刺入环跳穴,待有触电感时,将针头退出1～2 cm,即将药液注入,经过3～4次后,则按经络循行取其他穴互换注射,每次取1～2个穴,每穴注射1～3 mL,隔天治疗一次,1次为1个疗程,疗程间休息一周。

第五节　坐骨神经痛

一、概述

坐骨神经痛是指沿坐骨神经通路(腰部、臀部、大腿后侧、小腿后外侧及足外侧)以放射性疼痛为主要特点的综合征,本病多见于青壮年,男性居多。临床分为原发性和继发性两类,继发性又分为根性坐骨神经痛和干性坐骨神经痛两种。

中医称为“坐臀风”“腿股风”“腰腿痛”等。

二、病因、病机

禀赋不足、素体虚弱;加之劳累过度,或久病体虚、肝肾不足、气血耗伤、腠理空疏,致使外邪乘虚入侵。感受风寒湿热邪气或跌仆劳伤,气血闭阻而引起疼痛。病位在足少阳胆经、与肝、肾相关。

三、诊断

(一)临床表现

1.起病年龄

常见于成年人,男性青壮年多见。

2.起病形式

起病缓急常随病因不同而异。

3.症状

(1)沿坐骨神经路径的放射性疼痛,多为单侧性,呈持续性钝痛或烧灼样痛,可阵发性加剧,夜间常加重。

(2)行走、活动或牵拉可诱发或加重疼痛,故患者常习惯于某些减痛姿位。例如,睡时卧向健侧,患肢微屈;坐时健侧臀部先着力,站立时着力于健侧。

(3)咳嗽、打喷嚏、屏气用力可使根性坐骨神经痛者疼痛加重,而干性坐骨神经痛者并无明显影响。

(4)坐骨神经分布区域麻木或感觉异常。

4.体征

(1)根性坐骨神经痛者压痛点在下部腰椎(L_4、L_5)患侧的棘突旁和臀点,压迫时诱发疼痛并向下肢放射,但沿坐骨神经径路的压痛较轻。

(2)干性坐骨神经痛者压痛点在臀部以下,以臀点、股后点、腘点和腓点为重。

(3)神经牵拉征可见 Kernig 征阳性(患者仰卧,先屈髋、屈膝成直角,再将小腿上抬,由于屈肌痉挛,因而伸膝受限而<130°并有疼痛及阻力);Lasegue 征阳性(患者仰卧,下肢伸直,患肢上抬不到 70°即引起腿部疼痛)。

(4)患肢小腿外侧和足背外侧常有感觉减退。臀肌松弛,伸踇及屈肌力减弱,跟腱反射减弱或消失。

(二)影像学检查

(1)腰骶部 X 线、CT、MRI 检查可发现腰椎间盘脱出症、腰椎肥大性脊柱炎、脊柱结核、脊柱肿瘤、椎管狭窄等征象。

(2)骶髂关节与髋关节 X 线、CT、MRI 检查可发现骶髂关节、髋关节病变征象。

四、中医辨证

中医辨证为足太阳经证、足少阳经证两种。

(一)经络辨证

1.足太阳经证

患者无明显腰痛,疼痛以大腿、小腿后侧为主,委中、承山压痛明显;或自腰部向一侧臀部、大腿后侧放射为主,腰臀部、委中附近有明显压痛。

2.足太阳、少阳经证

疼痛自腰部或一侧臀部向大腿后部、小腿外侧、足背外侧放射,委中、阳陵泉、昆仑附近有明显压痛。

(二)病因辨证

1.血瘀证

腰腿痛如刺,痛有定处,日轻夜重,腰部板硬,俯仰旋转受限,痛处拒按,舌质暗紫,或有瘀斑,脉弦紧或涩。

2.寒湿证

腰腿冷痛重着,转侧不利,静卧痛不减,受寒及阴雨天加重,肢体发凉,舌质淡,苔白或腻,脉沉或濡缓。

3.湿热证

腰部疼痛,腿软无力,痛处伴有热感,遇热或雨天痛增,活动后痛减,恶热口渴,小便短赤,苔黄腻,脉濡数或弦数。

4.肝肾亏虚证

腰酸痛,腿膝乏力,劳累更甚,卧则减轻,偏阳虚者面色苍白,手足不温,少气懒言,腰腿发凉,或有阳痿、早泄,妇女带下清稀,舌质淡,脉沉细。偏阴虚者,咽干口渴,面色潮红,倦怠乏力,心烦失眠,多梦或有遗精,妇女带下色黄味臭,舌红少苔,脉弦细数。

五、针灸疗法

(一)毫针刺法

1.取穴

(1)主穴:环跳、秩边、委中、阳陵泉、昆仑。

(2)配穴:对于疼痛以足太阳经证为主者,医师配用承扶、殷门、秩边、承山;以少阳经证为主者,配风市、悬钟、足临泣。对于病久、气血不足者,可加足三里、三阴交以补气养血;有腰部疼痛者(根性坐骨神经痛),可选用腰部夹脊、肾俞、大肠俞、八髎穴以疏经通络。

2.操作方法

医师施针用平补平泻法。

(二)电针法

(1)取穴:参照上述毫针取穴。

(2)操作方法:针刺得气后,选 2～3 对腧穴连接电针仪并通电,选择疏密波,治疗 20～30 分钟,电流强度以患者耐受为度。每天 1 次,10 次为 1 个疗程。

(三)三棱针挑刺法

(1)取穴:肾俞、八髎、环跳、阿是穴、白环俞、承扶、殷门、承山、风市、阳陵泉、悬钟。

(2)操作方法:每次选用2～5穴,用消毒三棱针横穿过穴位下,提起皮肤并摆动数次,拉断肌纤维,反复挑拉,将皮下白色纤维挑尽为度,所选穴位逐一挑完为1次,每周挑1次,3次为1个疗程。

(四)刺络放血法

(1)取穴:阿是穴、次髎、委中、委阳、悬钟。

(2)操作方法:在腧穴附近找到瘀血络脉,常规消毒后,用消毒三棱针对准穴位,快速刺入络脉约1 mm深,令血自动流出,待血止后再加拔火罐,吸出瘀血,10～15分钟后起罐,并清洁局部皮肤,消毒针口。急性期可隔天放血1次,非急性期可1周放血1次。

(五)火针法

(1)取穴:环跳、秩边、委中、阳陵泉、昆仑。

(2)操作方法:医师用中粗火针,快速点刺,在肌肉丰厚的腰、臀部处可点刺较深,并点刺多针,但注意不应触及神经干。每3天治疗1次,5次为1个疗程,疗程间休息2～3天。

(六)耳针法

(1)取穴:坐骨神经、臀、肾上腺、神门、腰椎、骶椎。

(2)操作方法:每次选用3～4穴,用揿针埋藏,每天8～12小时,每隔1小时按压1次,10天为1个疗程。

(七)灸法

(1)取穴:环跳、风市、阳陵泉、承山、昆仑。

(2)操作方法:多种灸法均适合本病的治疗。医师若使用温针灸,则用毫针刺入上述穴位,针刺得气后,针柄插2 cm长艾条一段,每穴2壮;若使用无瘢痕灸,则用大艾炷,每穴灸3～7壮;若使用隔姜灸法,则将姜片放于穴位上,以艾炷灸3～5壮;若使用艾条温和灸,则每穴灸20～30分钟,以皮肤潮红为度。灸法一般适用于风寒型、兼湿型或病久者,风热者不宜使用。

(八)刺络拔罐法

(1)取穴:腰骶阿是穴、上骶、次髎、承扶、殷门、委中、委阳、悬钟。

（2）操作方法：医师在腧穴周围寻找瘀血络脉，常规消毒后，用三棱针刺破络脉，令血自动流出，出血停止后，加拔火罐，数分钟后起罐。本法适用于病久气滞血瘀型患者。

（九）穴位贴敷法

（1）取穴：肾俞、大肠俞、环跳、承扶、殷门、阿是穴。

（2）操作方法：赤芍、川乌、续断、泽兰、白芷、生南星各 20 g，医师用以上药材研末以醋汁调匀，取适量，贴敷于以上穴位。每天 1 次，每次 5～8 小时，10 天为 1 个疗程。

（十）穴位埋线法

（1）取穴：环跳、承扶、殷门、阳陵泉、绝骨、阿是穴。

（2）操作方法：医师采用 PGLA 线体埋置于穴位内，每次选 4～6 穴，1～2 周埋线 1 次，5 次为 1 个疗程。症状控制后，医师继续埋线 1～3 次以巩固疗效。

（十一）穴位注射法

（1）取穴：L_4～L_5夹脊、环跳、阳陵泉、飞扬。

（2）操作方法：每次取 2 穴，用甲钴胺注射液 2 mL 或灯盏细辛注射液 4 mL，每穴注射 1～2 mL，以上穴位交替使用。隔天 1 次，10 次为 1 个疗程。

（十二）耳穴埋豆法

（1）取穴：坐骨神经、腰椎、骶椎、臀、膝、肾、神门。

（2）操作方法：消毒穴位，用王不留行籽进行耳穴贴压，手法由轻到重，按至有热胀感和疼痛，以患者能耐受为度，每天按压 4 次以上，每次 2 分钟左右。两耳交替进行，每 3 天换 1 次。

第六节　骨关节炎

一、概述

骨关节炎是关节软骨退行性改变致软骨丢失、破坏，伴有关节周围骨质增生反应的疾病，又称骨关节病、退行性关节炎、增生性关节炎、肥大性关节炎、老年性关节炎，是一种最常见的关节病变。以手的远端和近端指间关节，以及膝、肘、肩、脊柱关节容易受累，而腕、踝关节则较少发病。可从 20 岁开始发病，但大多数无症状，一般不易被发现。患病率随着年龄增长而增加，女性比男性多见。

本病属中医的“痹证”“颈肩痛”等范畴。

二、病因、病机

骨痹的形成，乃邪实正虚之变。邪实是外力所伤、瘀血内滞或外邪侵袭，经脉痹阻。正虚是肾元亏虚、肝血不足、脾气虚弱等，致骨失所养，筋骨不坚，不能束骨而利机关。邪实、正虚，往往交杂兼并为患，难以截然分开。

（一）肾元亏虚，肝血不足

肾为先天之本，主骨，充髓。肾气盛，肾精足，则机体发育健壮，骨骼的外形及内部结构正常强健。肝为藏血之脏，肝血足则筋脉强劲，束骨而利关节，静可以保护诸骨，充养骨髓；动可以约束诸骨，免致过度活动，防止脱位。然人过半百，正气渐衰，脏腑虚亏，肝肾精血不足；肾元亏虚，肝血不足，骨骼的发育会出现异常，产生骨骼发育不良，关节先天畸形，稍经劳累或外伤，便致气血瘀滞，产生疾病。更兼筋肉不坚，荣养乏源，既无力保护骨骼，充养骨髓，又不能约束诸骨，防止脱位，一经频繁活动，磨损严重，易致关节过早过快地发生退行性变。

（二）外力损伤

外力损伤是根据受力的大小和方向产生，也与关节的构造有关。关节在正常状态下，可以在一定时间内承担一定强度的力而不受损伤，但超过一定强度或时间，则必然引起损伤。一时性承受超强度的外力包括扭伤、挫伤、撞击、跌伤等；长时间承受非超强度的外力则为劳损，通常由于姿势不正确，特定状态的持续紧张等。当这些外力作用关节以后，可以引起受力最集中的局部发生气血逆乱，严重的导致筋损骨伤，血流不循常道而溢于脉外，形成瘀血凝滞，必然引起关节结构的损伤，失去滋养，久而久之，则出现退行性病变。

（三）外感风寒湿邪

风寒湿是自然界的正常气候变化。在气候发生剧变而防御功能下降的情况下，这种气候变化可以侵犯脊柱、关节等，成为致病因素。再者老年体弱，气血不足，卫外不固，腠理不密，风寒湿邪更易乘虚内侵、闭阻经络。风寒湿邪可以 3 种或 2 种同时入侵而发病，也可以单独为害。如感受风寒，居住潮湿之地，冒雨涉水，均可以引起颈项酸痛、肢体酸麻、腰臀胀痛等，这是因为外邪经肌表经络，客于脊柱、关节及其周围筋骨，导致脊柱、关节的全部或某一局部发生气机运行阻滞。或由风邪束于肌表，或由寒邪收引血脉，或由湿邪浸淫经络，气不能贯通，血不能畅行，乃生成邪瘀痹阻之证。在发病过程中，邪气也常常相互影响，并可以在一定条件下相互转化。如寒邪入里，可能转化为热，湿邪日久也常可寒化或热化。风寒湿邪致病常与季节有关，如春季多风、长夏多湿、冬季多寒。必须指出，外邪致病往往是在肝肾不足、先天亏虚等情况下，脊柱、关节外观结构不良，或有内在筋骨不坚，而后感外邪，阻滞气血，使之运行不畅，从而成为发病原因。

此外，脾为后天之本，主肌肉、四肢，主运化。脾虚运化失司，痰湿内生，湿痰瘀阻经络，经脉不通，亦可导致关节病变。

三、诊断

(一)临床表现

疼痛伴关节活动受限为本病的主要临床症状。初期为轻微钝痛，以后逐渐加剧。如活动后疼痛加剧，休息后好转，亦有休息痛者。随病情发展，疼痛持续时间延长，难以自然缓解。膝骨关节炎屈伸关节时有明显的摩擦感，压痛多在髌骨下缘及侧后方。有时可在腘窝一侧或两侧扪及压痛的腱索。病程日久，部分患者呈现股四头肌萎缩。少数患者则呈现明显的关节肿胀积液，屈伸活动明显障碍。年龄在60岁以上者，可见关节骨端增大，髌下两侧局部脂肪纤维组织积聚而呈隆起，或有膝内翻畸形。本病后期，则疼痛持续，难以负重，肌肉萎缩，关节畸形，屈伸受限并可叩及明显的碾轧音。

发病于髋关节者，疼痛部位在关节前后两侧，亦有疼痛在膝部内侧。检查可发现患髋呈轻度内收位，屈髋做被动旋转时有不同程度的活动障碍。

指骨间关节可表现为多个手指的晨僵，活动后能改善，或指骨间关节(多为远侧)背侧呈现偏于一侧的骨性结节隆突，疼痛可并不明显，日久关节可呈侧偏畸形。

(二)辅助检查

1.实验室检查

(1)血常规、红细胞沉降率、黏蛋白、类风湿因子、尿常规检查等一般在正常范围。伴有滑膜炎者可出现C反应蛋白和红细胞沉降率轻度升高。

(2)滑液检查：关节内滑液增多，色泽，透明度正常。白细胞计数可增多，其中主要为淋巴细胞、巨噬细胞和滑膜细胞；蛋白量正常或稍增多；铜、镁明显增高，锌、钙高于正常，锰、铁元素含量低于正常。镜检无细菌或结晶，可见到软骨碎片和纤维，从碎片的数目可粗略估计软骨退化程度。

2.X 线检查

(1)早期:可无明显异常。

(2)中期:由于软骨变形或破坏,关节间隙变窄和不规则;关节韧带、肌腱附着处骨质增生;关节边缘锐利或是唇样变或呈骨赘凸起;并可相连形成骨桥,关节面有骨质致密硬化现象,关节软骨密度增高。关节骨皮质由于退行性假囊肿形成而出现小圆形密度减低阴影或骨组织为纤维组织所取代而出现骨质透亮区。

(3)晚期:关节边缘骨赘增加,软骨广泛破坏,使关节间隙狭窄和不规则更为显著。关节软骨下骨端有不同程度的骨质致密、硬化和增生,如象牙质状。关节面增大而不平。可有关节半脱位或关节内游离体影。

3.CT 检查

病变关节间隙狭窄,关节面骨质毛糙、不规则缺损,边缘硬化密度增高和骨赘形成。

4.骨内压测定

骨内压显著增高。

5.核素扫描

利用核素骨关节显像对病变关节进行扫描,可见病变关节放射性核素摄入增加。

四、中医辨证

(一)肾虚髓亏

多为中老年患者,腰腿酸软,关节疼痛无力,活动不灵活,不能久立远行,病情反复不愈,遇劳则腰脊、颈项或四肢关节疼痛更剧。舌淡红,苔薄白,脉细。

(二)肝血不足,肾阳亏虚

关节僵硬冷痛,屈伸不利,甚则关节变形,腰膝酸软,下肢无力,足跟疼痛,形寒肢冷,口淡不渴,尿频便溏,男子阳痿,女子月经后延。舌淡胖嫩,苔白滑,脉沉弦无力。

(三)寒凝瘀阻

骨节冷痛,疼痛剧烈,得寒加重,得热则减,夜间痛甚,伴关节冷感或麻木,功能活动受限,全身畏冷,四肢不温。舌淡暗,苔白,脉沉迟弦。

(四)气血两虚

关节酸痛无力,时轻时重,活动后更为明显,肢体麻木,面色少华,心悸气短,自汗乏力，食少便溏。舌淡苔白或薄少，脉细弱无力。

（五）肾虚血瘀

腰脊或颈项、四肢关节疼痛如锥刺，痛有定处而拒按，俯仰转侧不利，形寒肢冷，小便清长，病情反复不愈。舌质紫暗，或有瘀斑，脉弦涩。

五、针灸疗法

（一）毫针刺法

1.取穴

（1）主穴：阳陵泉、血海、梁丘、内膝眼、犊鼻、阿是穴。

（2）配穴：风寒湿痹者，加阴陵泉；经脉失养者，加悬钟、大杼、足三里、三阴交。并可根据肝、脾、肾偏虚状况分别选用三阴交、太溪、肾俞、肝俞、脾俞等。

2.操作方法

内膝眼、犊鼻可相互透刺，血海、梁丘针尖可斜向膝关节方向。局部有酸、麻、沉、胀感则疗效显著。急性期用泻法，缓解期用平补平泻法或补法。留针30～40分钟，10分钟行针一次。每天1次，10次为1个疗程。

（二）电针法

（1）取穴：同毫针刺法。

（2）操作方法：每次选用1对同经腧穴加电针，采用疏密波，刺激强度不宜太大，使患者局部有麻胀感或肌肉产生微小颤动而不感到疼痛为度，留针30分钟。每天1次，10次为1个疗程。

（三）皮肤针法

（1）取穴：阿是穴。

（2）操作方法：每次选用2～3个穴位，局部皮肤常规消毒后，在患病关节周围叩刺，使皮肤发红并微出血。

（四）耳针法

（1）取穴：相应区压痛点、交感、神门。

（2）操作方法：应采用中强刺激数秒钟后，留针20～30分钟，视病情轻重，每天或隔天针刺一次，10次为1个疗程。

（五）艾条灸法

（1）取穴：阿是穴、足三里。

(2)操作方法:每次每穴15～20分钟,以局部皮肤红润、有温热感、无灼痛为宜,每天1次,7次为1个疗程。灸疗时,膝关节可配合做小范围有规律的缓慢运动。

(六)温针灸法

(1)取穴:阿是穴、足三里。

(2)操作方法:每次每穴3壮,每天1次,7次为1个疗程。

(七)刺络拔罐法

(1)取穴:阿是穴。

(2)操作方法:每次选1～2个穴位,局部皮肤常规消毒后,在患病关节周围用三棱针点刺放血,然后拔罐,出血量7～8 mL。

(八)耳穴埋豆法

(1)取穴:同耳针法。

(2)操作方法:将王不留籽贴压耳穴按压30～60秒;手法由轻到重,按至有热胀感和疼痛(以患者能忍受为度)。其后嘱患者每天自行按压药丸3～4次,每次2分钟左右,2天更换一次。

第五章 皮肤科常见病的针灸治疗

第一节 湿 疹

一、概述

湿疹是由多种复杂的内、外因素引起的一种具有多形性皮损和容易有渗出倾向的皮肤炎症性反应，是以肌肤痛痒、糜烂、红疹为特征的常见皮肤病。全身均可出现，病情易反复，可迁延多年不愈，严重影响患者的生活质量。本病男女老少皆可发病，与禀赋有关，发作无明显季节性。目前多认为是机体在内部因素如免疫功能异常、皮肤屏障功能障碍等基础上，由多种内外因素综合作用的结果。

湿疹中医称为"湿毒疮"或"湿气疮"，属中医学"湿疮"范畴，因部位不同而有多种命名，如生在手足部的叫癌疮，生在耳部的叫旋耳疮，生在脐部的叫脐疮，生在阴囊部的称肾囊风，生在下肢的叫血风疮，生在乳部的叫乳头风等。根据皮损形态及发病部位也有"奶癣""旋耳疮""绣球风""浸淫疮""脐疮""乳头风""血风疮""四弯风"等多种名称。

二、病因、病机

中医学认为湿邪是本病的主要病因，涉及脏腑主要在脾。湿疹多因禀赋不耐，腠理不密，外界风热湿邪侵袭，或长期饮食不节，脾胃湿热，或居住潮湿，风湿之邪与内在湿热之邪相合，发于肌肤。湿性缠绵，易反复发作，患病日久，湿热久羁，耗伤阴血，血虚生风化燥，致肌肤失养而粗糙肥厚。以体虚为本，风湿热邪为标，导致心、脾、肝、肺等脏腑功能失调，发病与起居、饮食、情志密切相关。

三、诊断

(一)临床表现

湿疹临床表现可以分为急性、亚急性及慢性3期。急性期表现为红斑、水肿基础上粟粒大丘疹、丘疱疹、水疱、糜烂及渗出,病变中心往往较重,而逐渐向周围蔓延,外围又有散在丘疹、丘疱疹,故境界不清。亚急性期红肿和渗出减轻,糜烂面结痂、脱屑。慢性湿疹主要表现为粗糙肥厚、苔藓样变,可伴有色素改变,手足部湿疹可伴发甲改变。皮疹一般对称分布、常反复发作,自觉症状为瘙痒,甚至剧痒。

(二)诊断要点

(1)发作时皮损由红斑、丘疹、水疱组成。集簇成片状,因搔抓常引起糜烂、渗出、结痂和化脓等改变,边缘不清,常呈对称分布。

(2)多局限于某一部位,如小腿、手足、肘窝、膝窝、外阴、肛门等处,境界清楚,有明显的肥厚浸润,表面粗糙,或呈苔藓样变,颜色褐红或褐色,常伴有丘疱疹、痂皮、抓痕。常反复发作,时轻时重,有阵发性瘙痒。

四、中医辨证

(一)湿热浸淫

发作时皮损潮红灼热,瘙痒无休,渗液流汁;伴身热,心烦,口渴,大便干,尿短赤;舌红,苔薄黄或白,脉滑数。

(二)脾胃湿热

发作时皮损潮红,瘙痒,抓后糜烂渗出,可见鳞屑;伴有纳少,神疲,腹胀便溏;舌淡胖,苔白或腻,脉弦缓。

(三)痰瘀凝结

病久反复发作,发作时皮损色暗或色素沉着、瘙痒或皮损粗糙肥厚,伴有口干,纳差,腹胀,舌淡,苔白,脉濡细。

五、针灸治疗

(一)毫针刺法

1.取穴

(1)主穴:曲池、足三里、三阴交、阴陵泉、皮损局部。

(2)配穴:若患者风热外袭,医师加大椎、肺俞;湿热浸淫,加脾俞、水道、小肠俞;血虚风燥,加血海、膈俞、肝俞;脾虚湿蕴,加太白、脾俞、胃俞;痒甚而失眠,加风池、安眠、百会、四神聪。

2.操作方法

医师于各穴常规针刺,留针 30 分钟;对于皮损局部,用皮肤针重叩出血后,再拔火罐。

(二)三棱针法

(1)取穴:耳尖(耳郭向耳屏对折,耳轮上方尖端处)。

(2)操作方法:稍加按摩揉捏,常规消毒后,用三棱针在耳尖穴上点刺放血 5～8 滴,5 天 1 次。

(三)皮肤针法

(1)取穴:夹脊穴及足太阳膀胱经第一侧线。

(2)操作方法:医师轻叩,以皮肤红晕为止,每天或隔天 1 次。

(四)火针法

(1)取穴:局限性皮损。

(2)操作方法:首先在局限性皮损用碘伏消毒,火针在酒精灯上烧至发白,迅速刺入皮损处,深度以不超过皮损基底,间隔 0.5 cm 左右进行围刺。针完后再次消毒,24 小时禁沾水。隔 2 天治疗 1 次,观察 10 天。

(五)耳针法

(1)取穴:对于急性湿疹,医师选用肺、神门、肾上腺、耳背静脉;对于慢性湿疹,加肝、皮质下。

(2)操作方法:医师可用揿针埋藏。

(六)艾灸法

(1)取穴:阿是穴。

(2)操作方法:医师施以温和灸,或做热敏灸。

(七)刺络拔罐法

(1)取穴:湿疹局部。

(2)操作方法:在局部以手腕力量有规律的弹刺,频率为每分钟 90～120 次,叩刺后用火罐吸附于叩击部位,留罐 5～8 分钟。5 天 1 次。

(八)穴位埋线法

(1)取穴:足三里、丰隆、三阴交、脾俞、阴陵泉。

(2)操作方法：对于选定的穴位先用记号笔予以标记，然后常规消毒，埋线针刺入穴位，轻轻提插，待酸胀感明显后埋入3号羊肠线2.5 cm，完毕后予以敷料覆盖针孔，并嘱患者3天内勿洗澡。15天1次，4次为1个疗程。

(九)穴位注射法

(1)取穴：大椎、曲池、足三里、血海。

(2)操作方法：医师用维生素 B_1 注射液、维生素 B_{12} 注射液或复方当归注射液等，每次选1～2穴，每穴注入0.5～2.0 mL，隔天1次，10次为1个疗程。

第二节 荨麻疹

一、概述

荨麻疹是以异常瘙痒、皮肤出现成片或成团的风团为主证的常见的过敏性皮肤病。其特征是皮肤上出现淡红色或苍白色瘙痒性疹块，高出皮面，时隐时现，消退后不留痕迹。急性者短期发作后多可痊愈，慢性者常反复发作，缠绵难愈。

本病属中医“风疹”范畴。

二、病因、病机

中医学认为，本病发病原因多由腠理不固，或体质素虚，风邪乘虚侵袭，遏于肌肤而成。或食用鱼虾荤腥食物，或有肠道寄生虫等，导致胃肠积热，又感风邪，使内不得疏泄，外不得透达，郁于肌肤之间而发。急性荨麻疹由于卫表不固，感受风寒或风热之邪，客于肌肤，致使营卫不和；或因饮食不节，致肠胃湿热，郁于皮肤腠理而发。慢性荨麻疹多由情志不遂，肝郁不舒，郁久化火，耗伤阴血；或脾气虚弱，湿热虫积；或冲任失调，经血过多；或久病耗伤气血等，致营血不足，生风生燥，肌肤失养而成。临床常见风邪侵袭、胃肠积热、血虚风燥等证型。

三、诊断

(一)病史

有反复发作的瘙痒性风团，食物、药物、冷刺激、局部受压、日光照射等诱发，皮损持续数小时可消退，消退后无痕迹。

(二)临床表现

荨麻疹是以大小不等、形态各异的风团为特征，发病突然，风团此起彼伏，24 小时内消退，消退后可为正常皮肤。急性风疹发病急骤，皮肤突然出现形状不一、大小不等的风团，融合成片或孤立散在，呈淡红色或白色，边界清楚，周围有红晕，瘙痒不止。数小时内水肿减轻，变为红斑而渐消失，但伴随搔抓新的风团会陆续发生，此伏彼起，一天之内可发作数次。一般在 2 周内停止发作。慢性风疹一般无明显全身症状，风团时多时少，有的可有规律，如晨起或晚间加重，有的则无规律性。病情缠绵，反复发作，常多年不愈。急性者多在数周内痊愈，持续数月以上者为慢性荨麻疹。自觉症状为瘙痒，少数患者可出现发热、恶心、呕吐、腹痛、腹泻、心悸、胸闷、呼吸困难等症状。

(三)实验室检查

血常规检查可有嗜酸性粒细胞计数增高。如因细菌感染引起，白细胞总数可增高以及中性粒细胞百分比增高。

四、中医辨证

(一)风热犯表

风团色红，灼热剧痒，遇热加重，发热，咽喉肿痛，苔薄黄，脉浮数。

(二)风寒束表

风团色白，遇风寒加重，得暖则减，恶寒，舌淡、苔薄白，脉浮紧。

(三)血虚风燥

风疹反复发作，迁延日久，午后或夜间加剧，心烦少寐，口干，手足心热、舌红、少苔，脉细数无力。

(四)肠胃实热

风团色红，成块成片，脘腹疼痛，恶心呕吐，便秘或泄泻，苔黄腻，脉滑数。

五、针灸治疗

(一)毫针刺法

1.取穴

(1)主穴：手阳明、足太阴经腧穴为主。曲池、合谷、血海、三阴交、膈俞。

(2)配穴:风热犯表加大椎、风门,疏风清热、调和营卫;风寒束表加风门、肺俞,疏风散寒、调和肺卫;血虚风燥加风门、脾俞、足三里,益气养血、润燥祛风;肠胃实热,加内关、支沟、足三里,清泻胃肠、通调腑气;喉头肿痒、呼吸困难加天突、天容、列缺、照海,清利咽喉;女性经期风疹伴月经不调加关元、肝俞、肾俞,调理冲任。

2.操作方法

风热犯表、风寒束表,针灸并用,泻法;血虚风燥以针刺为主,平补平泻;肠胃实热,只针不灸,泻法。风寒束表者可在风门、大椎加用灸法。急性者每天治疗1或2次;慢性者隔天1次;荨麻疹发作与月经有关者,可于每次月经来潮前3～5天开始治疗。

(二)三棱针法

(1)取穴:曲泽、委中、大椎、风门。

(2)操作方法:每次选用1个四肢穴和1个躯干穴。曲泽或委中穴用三棱针快速点刺1 cm左右深,使暗红色血液自然流出,待颜色转淡红后再加拔火罐10～15分钟;大椎或风门穴用三棱针刺0.5～1.0 cm深,加拔火罐,留置10～15分钟。

(三)皮肤针法

(1)取穴:风池、曲池、血海、夹脊穴。

(2)操作方法:中强度手法叩刺,至皮肤充血或隐隐出血为度。急性者每天1或2次;慢性者隔天1次。

(四)耳针法

(1)取穴:肺、胃、肠、肝、肾、肾上腺、神门、风溪。

(2)操作方法:毫针浅刺,中强度刺激,可在耳背静脉放血数滴;或用埋针法。

(五)拔罐法

(1)取穴:神阙穴。

(2)操作方法:用大号玻璃罐拔之,先留罐5分钟,起罐后再拔5分钟,如此反复拔3次;也可以用闪罐法反复拔罐至穴位局部充血。

第三节 带状疱疹

一、概述

带状疱疹是由水痘-带状疱疹病毒引起的一种急性感染性皮肤疾病。初次感染表现为水痘或急性感染，以后侵及周围神经、脊髓后根。其特点是：常突然发生，集簇性水疱，排列成带状，沿一侧神经分布区出现，好发于肋间神经、颈神经、三叉神经及腰神经分布区域，伴有刺痛。疱疹串联成带状，故称带状疱疹。

对此病毒无免疫力的儿童被感染后，发生水痘。部分患者被感染后成为带病毒者而不发生症状。由于病毒具有亲神经性，感染后可长期潜伏于脊髓神经后根神经节的神经元内，当抵抗力低下或劳累、感染、感冒时，病毒可再次生长繁殖，并沿神经纤维移至皮肤，使受侵犯的神经和皮肤产生强烈的炎症。年龄愈大，神经痛愈重。本病好发于成人，春秋季节多见。发病率随年龄增大而呈显著上升。

带状疱疹属于中医“蛇串疮”的范畴，因其皮肤上有红斑水疱，累累如串珠，每多缠腰而发，故又名“缠腰火丹”，或称“火带疮”“缠腰龙”“蛇串疮”“蛇丹”。

二、病因、病机

本病多为情志内伤，肝郁气滞，久而化火，肝经火毒，外溢肌肤而发；或饮食不节，脾失健运，湿邪内生，蕴而化热，湿热内蕴，外溢肌肤而生；或感染毒邪，湿热火毒蕴结于肌肤而成。年老体虚者，常因血虚肝旺，湿热毒盛，气血凝滞，以致疼痛剧烈，病程迁延。

三、诊断

(一)临床特点

一般先有轻度发热、倦怠、食欲不振，以及患部皮肤灼热感或神经痛等前驱症状，但亦有无前驱症状即发疹者。经1～3天后，患部发生不规则的红斑，继而出现多数和成簇的粟粒至绿豆大小的丘疱疹，迅速变为水疱，聚集一处或数处，排列成带状，水疱往往成批发生。疱液透明，5～7天后转为浑浊，或部分破溃、糜烂和渗液，最后干燥结痂，再经数天，痂皮脱落而愈。少数患者，不发出典型水疱，仅仅出现红斑、丘疹，或大疱，或血疱，或坏死；岩瘤患者或年老体弱者可在局部发疹后数天内，全身发生类似于水痘样皮疹，常伴高热，可并发肺、脑损害，病情严重，可致死亡。一般在发疹的局部，常伴有肿痛。

皮疹多发生于身体一侧，不超过正中线，但有时在患部对侧，亦可出现少数皮疹。皮损好发于腰肋、胸部、头面、颈部，亦可见于四肢、阴部及眼、鼻、口等处。

疼痛为本病的特征之一，疼痛的程度可因年龄、发病部位、损害轻重不同而有所差异，一般儿童患者没有疼痛或疼痛轻微，年龄愈大疼痛愈重；头面部较其他部位疼痛剧烈；皮疹为出血或坏死者，往往疼痛严重。部分老年患者在皮疹完全消退后，仍遗留神经疼痛，持续数月之久。

本病若发生在眼部，可有角膜水疱、溃疡，愈后可因瘢痕而影响视力，严重者可引起失明、脑炎，甚至死亡。若发生在耳部，可有外耳道或鼓膜疱疹、患侧面瘫及轻重不等的耳鸣、耳聋等症状。此外，少数患者还可有运动麻痹、脑炎等。

病程在儿童及青年人，一般 2～3 周，老年人 3～4 周。愈后很少复发。

(二)诊断要点

(1)皮损多为绿豆大小的水疱，簇集成群，疱壁较紧张，基底色红，常单侧分布，排列成带状。严重者，皮损可表现为出血性，或可见坏疽性损害。皮损发于头面部者，病情往往较重。

(2)皮疹出现前，常有皮肤刺痛或灼热感，可伴有周身轻度不适，发热。

(3)自觉疼痛明显，可有难以忍受的剧痛或皮疹消退后遗疼痛。

(4)临床需与热疮、漆疮等相鉴别。

四、中医辨证

(一)肝经郁热

皮损鲜红，疱壁紧张，灼热刺痛，口苦咽干，烦躁易怒，大便干或小便黄。舌质红，舌苔薄黄或黄厚，脉弦滑数。

(二)脾虚湿蕴

颜色较淡，疱壁松弛，口不渴，食少腹胀，大便时溏。舌淡，舌苔白或白腻，脉沉缓或滑。

(三)气滞血瘀

皮疹消退后局部疼痛不止。舌暗，舌苔白，脉弦细。

五、针灸治疗

(一)毫针刺法

1.取穴

(1)主穴:病变局部、病变同侧夹脊穴。

(2)配穴:肝经郁热证加太冲、侠溪;脾经湿热证加脾俞、三阴交;瘀血阻络证加血海、三阴交;口苦咽干者加胆俞、廉泉;便干溲赤者加天枢、中极;心烦不寐者加神门、内关。

2.操作方法

病变局部用毫针围刺,针尖指向疱疹所在处,病变同侧夹脊穴略向脊柱方向斜刺0.5～1.0寸。余穴常规操作,根据虚实进行补泻。

(二)三棱针法

(1)取穴:阿是穴。

(2)操作方法:常规消毒后,右手持三棱针快速点刺穴位,深2～3 mm,轻轻挤压使其流出2～3滴血,边放血边用无菌药棉将其擦拭干净,然后用香油调三黄散涂局部。每天针治1次,有结痂现象,即停止针刺。治疗过程中应注意无菌操作。

(三)火针法

(1)取穴:阿是穴。

(2)操作方法:将0.8 mm细的火针在酒精灯上烧至通红,使用75%乙醇对患者的皮损处进行消毒,之后将火针快速垂直刺入患处0.2 cm深,等待2秒后拔出。注意每次点刺间距约0.5 cm,并由皮损边缘往中心点刺,如患者皮损有明显增厚处可进行较密集的点刺,点刺次数按照患者皮损大小而定,点刺过程中注意出血和渗出情况。

(四)头针法

(1)取穴:选取病灶的对侧感觉区和运动区。

(2)操作方法:常规消毒皮肤,取1～3寸长的毫针,针尖与皮肤成30°左右夹角,迅速刺入头皮。当针尖抵达帽状腱膜下层时,指下感到阻力减小,然后使针与头皮平行刺入0.5～1.5寸,施以快速连续捻转,频率为200次/分左右,捻转2～3分钟,留针1～2小时,留针期间每5分钟捻转1次。每天1次,2周为1个疗程。

(五)灸法

(1)取穴:阿是穴(疱疹局部)。

(2)操作方法:在疮疹密集处选两点和头尾两点,各施麦粒灸,感到灼痛时即吹去未燃尽艾炷,灸1～3壮。也可用艾条沿皮损区做回旋灸。

(六)耳穴埋豆法

(1)取穴:神门、内分泌、皮质下、肝、胆、肺及相应病变部位所对应的耳穴。

(2)操作方法:用5 mm×5 mm大小胶布粘王不留行籽1粒,用75%乙醇消毒耳部皮肤后,贴在所选的耳穴上。两耳交替贴穴,嘱患者每天按压4～6次,每次1分钟,使耳部有热、胀、痛感。手法不可过重,以防压破皮肤,每4天更换1次。

第六章 妇科常见病的针灸治疗

第一节 痛　　经

一、概述

痛经指非盆腔器质性病变导致的痛经，多见于未婚青年女性。本病多于月经初潮后1～2年内出现，临床症状为月经前和/或行经期间出现的下腹部及腰部疼痛，同时可伴有恶心、呕吐、腹泻、肢冷、头晕、乏力，严重者甚至出现晕厥，影响患者生活质量与工作。

痛经是指妇女正值经期或行经前后出现周期性小腹疼痛，或痛引腰骶，甚则剧痛昏厥，在中医属于“经行腹痛”的疾病范畴。

二、病因、病机

痛经的病因主要为经期或经期前后起居不慎、外感六淫、七情所伤等，导致冲任气血不畅、胞宫气血流通受阻，不通则痛；或素体气血失和，胞宫失于濡养，不荣则痛。本病的病位在胞宫，与肝、脾、肾三脏，以及冲、任、督等经脉密切相关。本证多由情志所伤、六淫为害、气血亏虚、肝肾不足所致。

（一）气血瘀滞

素多抑郁，致肝气不舒，气机不利，气滞则血瘀，胞宫受阻，经血流通不畅，不通则痛。

（二）寒湿凝滞

多因经期冒雨涉水，或贪凉饮冷，或久居湿地，风冷寒湿客于胞中，以致经血凝滞不畅，不通而痛。

(三)肝郁湿热

肝郁脾虚,水湿内生,郁而化火;或经期、产后调摄不当,湿热之邪蕴结胞中流注冲任,湿热与经血相搏结,瘀滞而成痹阻,不通则痛。

(四)气血亏虚

禀赋不足,脾胃素虚,或大病久病,气血两亏,经期行经下血,血海空虚,冲任、胞宫濡养不足,不荣则痛。

(五)肝肾亏损

禀赋素弱,或多产房劳,损及肝肾,精亏血少,冲任不足,行经之后,精血更虚,胞脉失养而痛;若肾阳不足,冲任、胞宫失于温煦濡养,经行滞而不畅,亦致痛经。

三、诊断

(1)经期或经行前后小腹疼痛,痛及腰骶,甚则昏厥,呈周期性反复发作。或疼痛剧烈时可伴有恶心、呕吐、腹泻或便秘、肠胀气与肠痉挛;尿频、尿急等膀胱刺激征。

(2)好发于青年未婚女子。

(3)血常规检查正常或者白细胞计数稍有增高。B超检查无器质性病变。

四、中医辨证

(一)气血瘀滞

经前或经期小腹胀痛拒按,或伴乳胁胀痛和经行量少不畅,色紫黑有块、块下痛减,舌紫暗或有瘀点,脉沉弦或涩。

(二)寒湿凝滞

经行小腹冷痛,得热则舒,经量少,色紫暗有块,伴形寒肢冷,小便清长,苔白,脉细或沉紧。

(三)肝郁湿热

经前或经期小腹疼痛,或痛及腰骶,或感腹内灼热,经行量多质稠,色鲜或紫,有小血块,时伴乳胁胀痛,大便干结,小便短赤,平素带下黄稠,舌红,苔黄腻,脉弦数。

(四)气血亏虚

经期或经后小腹隐痛喜按,经行量少质稀,神疲肢倦,头晕目花,心悸气短,舌淡，苔薄，脉细弦。

(五)肝肾亏损

经期或经后小腹绵绵作痛，经行量少，色红无块，腰膝酸软，头晕耳鸣，舌淡红，苔薄，脉细弦。

五、针灸治疗

(一)毫针刺法

1.取穴

(1)主穴：气海、关元、中极、次髎、足三里、三阴交、地机。

(2)配穴：气滞血瘀加太冲、合谷；寒湿凝滞加水道、命门；湿热瘀阻加阴陵泉、内庭；气血虚弱加脾俞、胃俞；肝肾亏虚加太溪、肝俞、肾俞。

2.操作方法

针刺关元与中极穴时，嘱患者排空小便，用1.5寸毫针与皮肤成15°～30°向下斜刺1寸，施以捻转补法，使针感向会阴方向扩散。针刺次髎穴时，患者取俯卧位，以3寸毫针刺入第二骶后孔，令针感至会阴部或小腹部为度，施捻转法1分钟，手法宜轻柔，不宜滞针。其余各穴均以1.5寸毫针迅速刺入透皮，后徐徐进针，施以轻度提插捻转，至针下稍有沉紧感即可，切忌峻补重泻，留针30分钟。黄体期开始治疗，每天或隔天针刺治疗1次，直至月经来潮停止治疗，1个月经周期为1个疗程，共治疗3个月经周期。

(二)电针法

(1)取穴：关元、次髎、三阴交、足三里。

(2)操作方法：在穴位上贴上电极片，频率2/100 Hz，疏密波90次/分，电流维持在患者能承受的最大程度，每次30分钟，月经前10天开始治疗，两侧穴位交替使用，每周3次，连续治疗3个月经周期。

(三)皮肤针法

(1)取穴：少腹任脉、肾经、脾经和腹股沟部，腰骶部督脉、膀胱经。

(2)操作方法：叩打上述部位，疼痛剧烈者用重刺激；发作前或疼痛较轻或体质虚弱者用中度刺激。

(四)火针法

(1)取穴：八髎穴、中极。

(2)操作方法：患者取卧位或俯卧位，穴位常规消毒，选用钨锰合金小号火针或普通毫针，加热待针身发白后，迅速刺入上述穴位约 20 mm，出针后立即用消毒棉球按压针孔，防止感染。月经前 10 天开始治疗，每周 3 次，月经来停止治疗，1 个月经周期为 1 个疗程，共治疗 3 个月经周期。

(五)耳针法

(1)取穴：内生殖器、腹、神门、皮质下、内分泌、肝、肾。

(2)操作方法：针刺时，左手手指托住耳郭，右手持针，将 0.5 寸毫针刺入相应耳穴上，刺入深约 2 mm 左右，小幅度捻转，接上电针，疏密波，每次 30 分钟，双耳交替针刺。耳针治疗自排卵期后开始治疗，3～4 天/次，一般患者直至月经来潮停止治疗，若月经来潮时仍疼痛甚者，可继续行耳针治疗。每个月经周期治疗 3～5 次，连续治疗 3 个月经周期。

(六)艾灸法

(1)取穴：关元、中极、神阙、次髎、肾俞、命门、三阴交。

(2)操作方法：待针刺入穴位得气后，于针柄尾端置入长度 3 cm、直径 2 cm 的艾炷，需与皮肤保持一定距离自下而上点燃施灸，待患者自觉皮肤发烫后，在艾灸与皮肤之间垫小块隔板，防止温热感过强出现烫伤现象。每次选择 2 个主穴、1 个配穴进行艾灸，每穴 1 柱，隔天一次。在温针灸时，点燃艾条对准患者神阙穴施以温和灸，当局部皮肤有温热感而无灼痛为宜。自排卵期后开始治疗，直至月经来潮停止治疗，连续治疗 3 个月经周期。

此外，血瘀重者还可用吴茱萸、白芍、乳香、没药、玄胡、冰片、五灵脂等药物磨成药粉制成药饼，置于穴位之上行隔药饼灸。

(七)刺络拔罐法

(1)取穴：肝俞、膈俞、血海、次髎。

(2)操作方法：患者俯卧位，在穴位及腰骶部附近寻找瘀积的小血管，用左手拇、示指提捏穴位附近，使局部血液循环增加，常规消毒后，用一次性采血针对准已消毒的部位，快速刺入 5～8 次，拇、示指挤压出血部位后，再将火罐置于放血部位，出血量控制在 5 mL 以内。月经前 10 天开始治疗，每周 3 次，月经来停止治疗，1 个月经周期为 1 个疗程，共治疗 3 个月经周期。

(八)穴位贴敷法

(1)取穴：关元、神阙、次髎、命门、三阴交。

(2)操作方法：将玄胡、乌药、冰片、肉桂、香附、细辛、川芎、五灵脂、蒲黄等药研磨成细末，用黄酒调制成糊状，置于穴位之上，胶布固定。月经前 7 天开始治疗，3 天更换 1 次，直至经后 3 天停止，连续治疗 3 个月经周期。

(九)穴位注射法

(1)取穴：中极、次髎、三阴交、地机。

(2)操作方法：常用的注射液包括丹参注射液、维生素 K 注射液、当归注射液、延胡索乙素注射液等。穴位皮肤常规消毒，快速直刺进入皮下，达到一定深度，患者有明显麻胀感后抽无回血，缓慢注入注射液，每个穴位注射 1 mL 注射液，出针后用消毒干棉球按压针孔片刻，排卵期后开始治疗，每周 3 次，直至月经来潮停止治疗，连续治疗 3 个月经周期。

(十)耳穴埋豆法

1.取穴

(1)主穴：内生殖器、肝、胆、肾、腹、内分泌、肾上腺、耳背沟、耳迷根、皮质下。

(2)配穴：若恶心呕吐加胃，心烦不安加心、神门。

2.操作方法

耳郭常规消毒后，按操作常规，用王不留行籽贴压在所选穴位上，用胶布固定。每天用手指按压耳穴 3～4 次，每次 5 分钟，按压时以耳朵微微发热为佳。

第二节 闭　经

一、概述

闭经指月经的缺失或异常中断，是一种常见的妇产科疾病，其包括原发性闭经和继发性闭经。原发性闭经是指 16 岁第二性征已发育，无月经来潮或 14 岁无第二性征发育。继发性闭经则为曾建立正常月经，在正常绝经年龄前的任何时间(除妊娠期或哺乳期)月经停止来潮超过 6 个月，或按自身原来的月经周期计算停经 3 个周期以上者。原发性闭经发病率较低，约占闭经的 5%。临床上以继发性闭经多见。

中医理论认为月经与肾气的功能密切相关，肾气天癸的充盈与否直接影响到冲任二脉的功能，冲任二脉的盈盛与畅通是经水正常的先决条件。

二、病因、病机

本证病因、病机较为复杂，但不外虚实两端。虚者因肝肾亏虚或气血虚弱，实者由气滞血瘀、痰湿阻滞、血寒凝滞引起。

（一）肾气不足

禀赋不足；肾精未充，冲任失于充养，壬癸不至；或多产房劳，堕胎久病，肾气受损，导致闭经。

（二）气血亏虚

饮食劳倦，或忧思过极，损伤心脾，化源不足；大病久病，堕胎小产，吐血下血，虫积伤血，致冲任空虚，无血可下。

（三）气滞血瘀

情志怫郁，郁怒伤肝，肝气郁结，气滞血瘀，胞脉壅塞，经血不得下行。

（四）痰湿阻滞

形体肥胖，痰湿内生；或脾阳失运，湿聚成痰，脂膏痰湿阻滞冲任，胞脉闭而经不行。

（五）阴虚内热

素体阴虚，或久病耗血，失血伤阴，精血津液干涸，均可发为虚劳闭经。

（六）血寒凝滞

经期产后，过食生冷；或外感寒邪，寒凝血滞，而致经闭。

三、诊断

（一）病史

有月经初潮来迟及月经后期病史、反复刮宫史、产后出血史、结核病史和使用避孕药等病史。

（二）症状

闭经3个月以上，可伴有体格发育不良、畸形、绝经前后诸症、肥胖、多毛、不孕、溢乳等或结核病症状。

（三）检查

（1）妇科检查可见子宫体细小、畸形等。

（2）实验室检查测定卵巢激素、甲状腺激素、肾上腺素、促性腺激素和催乳素,对下丘脑—垂体—卵巢性腺轴功能失调性闭经的诊断有意义。

(3)其他检查:B超检查了解子宫内膜及卵泡发育情况;诊断性刮宫、子宫碘油造影以及宫腔镜、腹腔镜等检查,有助于子宫内膜结核或非特异性炎症导致闭经的诊断。

四、中医辨证

(一)肾气不足

年逾18周岁,月经未至或来潮后复闭,素体虚弱,头晕耳鸣,腰腿酸软,腹无胀痛,小便频数,舌淡红,苔少,脉沉弱或细涩。

(二)气血亏虚

月经周期后延,经量偏少,经色淡而质薄,继而闭经,羸瘦萎黄,头晕目眩,心悸气短,食欲不振,神疲乏力,舌淡边有齿印,苔薄,脉无力。

(三)气滞血瘀

月经数月不行,精神抑郁,烦躁易怒,胸胁胀满,少腹胀痛或拒按,舌边紫暗或有瘀点,脉沉弦或沉涩。

(四)痰湿阻滞

月经停闭,形体肥胖,神疲嗜唾,头晕目眩,胸闷泛恶,多痰,带下量多,苔白腻,脉濡或滑。

(五)阴虚内热

月经先多后少,渐至闭经,五心烦热,颧红升火,潮热盗汗,口干舌燥,舌红或有裂纹,脉细数。

(六)血寒凝滞

经闭不行,小腹冷痛,得热痛减,四肢欠温,大便不实,苔白,脉沉紧。

五、针灸治疗

(一)毫针刺法

1.取穴

(1)主穴:四神聪、百会、中脘、关元、子宫、卵巢、三阴交。

(2)配穴:肾气虚者加肾俞、太溪;肾阴虚者加肾俞,太溪;肾阳虚者加肾俞,命门;脾虚者加脾俞、胃俞;血虚者加足三里、悬钟;气滞血瘀者加太冲、血海、膈俞;寒凝血瘀者加命门、膈俞;痰湿阻滞者加丰隆、阴陵泉。

2.操作方法

四神聪、百会等头部穴位，采用快速平刺进针，针体与皮肤成10°～15°夹角，针刺四神聪穴时，针尖朝向百会穴，当针尖到达帽状腱膜下层时停止进针，以得气为度。针关元穴时，用1.5寸毫针与皮肤成15°～30°角向下斜刺1.0寸，施以捻转补法，使针感向会阴方向扩散。针三阴交时，用1.5寸毫针沿胫骨边缘，针尖稍朝上，与皮肤成45°刺入，使针感向身体近端扩散。其余各穴均以1.5寸毫针迅速刺入透皮，后徐徐进针，施以轻度提插捻转，至针下稍有沉紧感即可，手法宜轻柔，切忌峻补重泻，留针30分钟。一般隔天针1次，10次为1个疗程，疗程间休息3～5天，再行下1个疗程。当经治疗开始重建月经周期后，继续治疗3个月经周期。

(二)电针法

1.取穴

(1)主穴：关元、子宫、三阴交。

(2)配穴：肾气虚者加肾俞、太溪；肾阴虚者加肾俞、太溪；肾阳虚者加肾俞、命门；脾虚者加脾俞、胃俞；血虚者加足三里、悬钟；气滞血瘀者加太冲、血海、膈俞；寒凝血瘀者加命门、膈俞；痰湿阻滞者加丰隆、阴陵泉。

2.操作方法

在穴位处贴专用电极贴片，相邻穴位分别连接3对电极联线，治疗频率为100 Hz，电刺激强度为20 mA。每次30分钟，每天治疗1次。

(三)火针法

1.取穴

(1)主穴：关元、脾俞、肾俞。

(2)配穴：膈俞、次髎、三阴交。

2.操作方法

患者取卧位，穴位常规消毒，选用钨锰合金中号火针，加热待针身发白后，迅速刺入上述穴位约20 mm，出针后立即用消毒棉球按压针孔，防止感染。

(四)耳针法

(1)取穴：子宫、内分泌、腹、肾、皮质下。

(2)操作方法：每次取选取以上2～3穴，毫针刺入后接电针，低频刺激，强度以患者耐受度为主，30分钟，隔天1次，双侧耳穴交替使用，经期停止治疗。

(五)艾炷灸法

1.取穴

(1)主穴:关元、肾俞、三阴交。

(2)配穴:脾虚者加脾俞、足三里。

2.操作方法

待针刺入穴位得气后,于针柄尾端置入长度 3 cm、直径 2 cm 的艾炷,需与皮肤保持一定距离自下而上点燃施灸,待患者自觉皮肤发烫后,在艾灸与皮肤之间垫小块隔板,防止温热感过强出现烫伤现象,每次选择 2 个主穴、1 个配穴进行艾灸,每穴 1 柱,隔天 1 次。

(六)穴位埋线法

1.取穴

(1)主穴:中脘、关元、天枢、归来、子宫、三阴交。

(2)配穴:脾虚加脾俞、足三里;肾虚加肾俞、命门;气滞血瘀加肝俞;痰湿阻滞加丰隆、足三里。

2.操作方法

患者埋线部位局部皮肤常规消毒,医师双手戴一次性无菌手套,根据患者埋线部位距离,选取合适的埋线针型号。医师左手捏起进针部位,右手持一次性免穿蛋白线埋线针快速刺进穴位处皮肤,进入脂肪层稍有阻力后,缓慢将埋线针退出皮肤再次消毒出针部位即可。埋线治疗 10～15 天 1 次,6 次为 1 个疗程。

(七)穴位注射法

(1)取穴:关元、子宫、次髎、肾俞、三阴交。

(2)操作方法:用 2 mL 注射器 7 号针头抽取 2 mL 维生素 B_{12}注射液。穴位皮肤常规消毒,快速直刺进入皮下,达到一定深度,患者有明显麻胀感后抽无回血,缓慢注入药液,出针后用消毒干棉球按压针孔片刻,每天 1 次。

(八)耳穴埋豆法

(1)取穴:同耳针法。

(2)操作方法:留埋期间每天用手指按压耳穴 3～4 次,每次 5 分钟,以耳朵微微发热为佳。

第三节　多囊卵巢综合征

一、概述

多囊卵巢综合征是育龄期妇女常见的一种内分泌代谢疾病。本病临床上常表现为月经稀发甚至闭经、不孕、高雄激素血症、多毛、卵巢多囊样增大等表现等。部分多囊卵巢综合征患者多伴有肥胖、胰岛素抵抗、血脂异常等,成为2型糖尿病,心脑血管疾病和子宫内膜癌发病的高危因素,严重影响患者的生命质量。

现今中医学界对多囊卵巢综合征的命名仍然尚未达成共识,故多囊卵巢综合征的临床表现散见于“月经后期”“闭经”“崩漏”“不孕”等疾病中,属于上述疾病的范畴。

二、病因、病机

多囊卵巢综合征以“经来无期,量或多或少”为主症,主要致病因素为痰湿、瘀血、郁火。其发病与禀赋不足、七情内伤、饮食劳倦、房事不节等因素有关,其病位与肝、脾、肾三脏密切相关,涉及奇恒之腑、奇经八脉等。病性虚实夹杂,以肾虚、脾虚、肝郁为主,痰浊瘀血是主要病理产物,并参与发病过程,终致肾-天癸-冲任-胞宫轴功能失常而发病。

三、诊断

(一)临床表现

多囊卵巢综合征患者常表现为月经稀发、月经量少渐致闭经,还有些患者或月经量多,或崩漏与闭经相间出现。由于雄激素水平升高常伴有多毛,以乳头旁、阴部、腋下、口角上唇等处为主。或婚久不孕、自然流产、肥胖,或油脂性皮肤、痤疮,或出现黑棘皮症。

(二)诊断要点

(1)临床出现持续无排卵或偶发排卵,表现为月经稀发.

(2)临床和/或生化指标提示存在高雄激素血症,并排除其他可能导致高雄激素的原因。

(3)卵巢呈多囊样改变。

符合上述3项中的2项者即可诊断为多囊卵巢综合征。并排除其他原因引起的持续无排卵、高雄激素症包括皮质醇增多症、库欣综合征、卵巢分泌雄激素的肿瘤等。

四、中医辨证

(一)肾虚痰阻

腰膝酸软,小腹冷痛,带下量多色白质稀,性欲冷淡,头晕头重,口腻痰多,夜尿频多,大便稀溏,舌淡苔腻,脉沉而无力。

(二)脾虚湿困

经血淋漓,经血色淡,质稀薄,面色萎黄,体肥疲倦,气短乏力,嗜睡,肢体困重,大便溏薄,舌淡苔腻,脉滑。

(三)阳虚血瘀

经血色暗,夹血块,形体畏寒,小腹腰骶冷痛,眼眶黛黑,肌肤甲错,舌质紫黯,有瘀斑、瘀点,脉沉紧。

(四)肝郁化火

经血暴下,或淋漓不尽,经血鲜红,质地稠厚,经前乳胀,心烦易怒,失眠多梦,胸胁、少腹胀满不舒,舌红苔黄,脉弦数。

五、针灸治疗

(一)毫针刺法

1.取穴

(1)主穴:中脘、关元、中极、卵巢、子宫、三阴交、丰隆、肾俞、脾俞、肝俞。

(2)配穴:肾虚痰阻者加太溪、水泉、大钟;脾虚湿困者加阴陵泉、太白;阳虚血瘀者加血海、膈俞、命门;肝郁化火者加期门、太冲、行间;排卵期加八髎穴。

2.操作方法

针刺腹部穴位时,嘱患者于针刺前将小便排空,取2寸毫针迅速刺入透皮,后徐徐进针,施以轻度提插捻转,至针下有沉紧感。肾俞、脾俞、膈俞向脊柱方向斜刺。背俞针刺时,针尖应朝向脊柱方向斜刺。排卵期期间,卵巢穴的针刺方法有特殊要求,局部皮肤消毒,选用2～3寸毫针垂直刺入,深度掌握在2寸左右,根据患者的体型适当调整,刺入后反复行提插捻转,当出现酸、麻、重、胀的针感,并向外生殖器放射为佳。针刺八髎穴时，选用2～3寸毫针垂直刺入，可刺入2.0～2.5寸左右，当针尖进入骶后孔后，患者出现酸、麻、重、胀向外生殖器放射的针感。每次针刺留针30分钟。隔天一次或每周2次。自月经恢复正常周期后，卵泡期与黄体期隔天针刺一次，排卵期每天针刺。每个月经周期为1个疗程，治疗3～6个月经周期。

(二)耳针法

1.取穴

(1)主穴：脾、内分泌、子宫、肾。

(2)配穴：肥胖者加胃、皮质下、口、大肠、缘中。

2.操作方法

每次选取以上2～3个主穴，1～2个配穴，毫针刺入后接电针，低频刺激，强度以患者耐受度为主，30分钟，隔天1次，双侧耳穴交替使用，经期停止治疗。嘱咐患者三餐前30分钟揉按，每穴按揉1分钟，以耳朵微微发热为佳。每4天换耳穴1次。夏季则以每两天更换1次为宜。

(三)灸法

1.取穴

(1)主穴：关元、子官、卵巢、肾俞。

(2)配穴：脾虚者加脾俞；痰湿重者加脾俞、膀胱俞；阳虚者加命门、腰阳关。

2.温和灸法

操作方法：在一定距离，自下而上点燃艾柱施灸，待患者自觉皮肤发烫后，在艾灸与皮肤之间垫隔板，防止温热感过强出现烫伤现象，每次选择2个主穴、1个配穴进行艾灸，每穴1柱，每周灸2～3次即可。

3.隔药饼灸

操作方法：选用淫羊藿、补骨脂、肉桂、附子、鹿角胶、菟丝子、杜仲、香附等补肾壮阳药物，制成粉末后与糯米粉、黄酒调成药饼，置于穴位上，艾绒制成艾炷后置于药饼上，每穴灸3壮。

(四)穴位埋线法

(1)取穴：①中脘、天枢、关元、梁门、外陵、水道、丰隆；②肾俞、大肠俞、脾俞、膀胱俞、阴陵泉。

(2)操作方法：患者埋线部位局部皮肤常规消毒，医师双手戴一次性无菌手套，根据患者埋线部位距离，选取合适的埋线针型号。医师左手捏起进针部位，右手持一次性免穿蛋白线埋线针快速刺进穴位处皮肤，进入脂肪层稍有阻力后，缓慢将埋线针退出皮肤再次消毒出针部位即可。以上 2 组穴位交替使用，埋线治疗每次 10～15 天，6 次为 1 个疗程。

第四节 排卵障碍性异常子宫出血

一、概述

因稀发排卵、无排卵及黄体功能不足，致下丘脑-垂体-卵巢轴功能异常而引起的异常子宫出血，称为排卵障碍性异常子宫出血。常见于青春期、绝经过渡期，生育期也可因多囊卵巢综合征、肥胖、高催乳激素血症、甲状腺疾病等引起。

排卵障碍性异常子宫出血属于中医学的“崩漏”及“月经不调”范畴。崩漏系指妇女在非行经期间阴道大量流血或持续淋漓不断，前者称“崩中”，或“经崩”，后者称“漏下”，或“经漏”。崩与漏在临床上可以互相转化，久崩不止，可致成漏；漏下不止，亦可成崩。崩为漏之甚，漏为崩之渐，故临床统称“崩漏”。

月经不调是指月经的周期、经期和经量发生异常的一组月经病的总称，包括月经先期、月经后期、月经先后无定期、月经过多、月经过少、经期延长及经间期出血等。月经先期、月经先后无定期伴有月经过多、经期延长，若不治或失治者，可发展为崩漏；月经后期如伴有月经过少，治疗不及时，可发展为闭经。另外，育龄期妇女月经不调若延治误治，可导致不孕、流产等，故应及时进行治疗。

二、病因、病机

本病的主要发病原因是冲任气血不调，血海蓄溢失常。常由肾虚、脾虚和肝郁所致。

（一）肾虚

素体肾气不足，房劳多产，或少年肾气未充，或绝经前后肾气渐衰，或久病大病，肾精亏耗，肾气不守，封藏失司，冲任失调，血海蓄溢失常，遂致经行先后无定期。

(二)脾虚

素体脾虚,饮食失节,或思虑过度,损伤脾气,脾虚生化不足,统摄无权,冲任失调,血海蓄溢失常,以致经行先后无定期。

(三)肝郁

素性抑郁,或忿怒过度,肝气逆乱,气乱则血乱,冲任失司,血海蓄溢失常,遂致月经先后无定期。

三、诊断

(一)临床表现

排卵障碍性异常子宫出血的临床特点是完全没有周期,不规律的出血。由于内膜厚度不同,局部内膜坏死及不同步的生长,因而出血量有多有少,持续时间和周期间隔时间有长有短。子宫内膜厚,坏死多,出血量多而且持续时间长。当卵巢内的卵泡发育生长而不排卵时,雌激素持续在过低水平,子宫内膜无坏死脱落,可无阴道出血。

(1)主要症状是月经完全不规则,量可少至点滴淋漓,或可多至有大血块造成严重贫血;持续时间可由1～2天至数月不等;间隔时间可由数天至数月,因而误认为闭经。

(2)出血前的闭经,闭经时间可长达数月至1年或1年以上。

(3)出血多伴有贫血症状,如头晕乏力、食欲缺乏等。

(4)长期或过多雌激素影响下可出现盆腔脏器充血。临床表现为下腹坠胀,面部、四肢水肿,乳房胀痛,情绪波动。

(5)排卵障碍性异常子宫出血发生在已婚育龄妇女时,因无排卵,可伴发不育。

(6)查体可有贫血、多毛、肥胖、泌乳等表现。盆腔检查除子宫稍饱满外余皆正常,并排除全身性疾病及生殖道器质性病变。

(二)辅助检查

(1)基础体温:曲线呈单相型。

(2)阴道涂片检查:雌激素水平多数呈轻度至中度影响。

(3)性激素测定:促卵泡素(follicle stimulating hormone,FSH)、黄体生成素(luteinizing hormone,LH)、雌二醇(estradiol,E_2)、孕酮及催乳素。血清E_2浓度相当于中、晚卵泡期水平。为确定是否有排卵,可于经前一周测定黄体酮。黄体酮浓度<9.1 mmol/L(3 ng/mL),LH 及 FSH 水平正常或 LH/FSH 比值过高,并失去周期性波动。

(4)诊断性刮宫:对已婚者应作为常规,未婚者治疗效果不佳者也应采取。可了解子宫内膜,并可除外宫腔内黏膜下肌瘤、息肉或子宫内膜腺癌等病变。子宫内膜活检可呈增生期变化,单纯性增生、复杂增生或不典型增生,无分泌期表现。

(5)宫腔镜:在直视下检查可增加宫腔内小型病变的检出率,并可取活检,迅速做出诊断。目前认为排卵障碍性异常子宫出血诊断确立,需有宫腔镜检查。

四、中医辨证

排卵障碍性异常子宫出血以月经周期紊乱,出血时间长短不定,有时持续数天到数十天不等,出血量多如注或淋漓不尽为主症。

(一)实证

血色深红,质稠,气味臭秽,心烦少寐,口干渴喜冷饮,头晕面赤,舌红,苔黄,脉滑数,为血热;出血量多、色紫红而黏腻,带下量多,色黄臭秽,阴痒,苔黄腻,脉濡数,为湿热;血色正常带有血块,烦躁易怒,时欲叹息,小腹胀痛,苔薄白,脉弦,为肝郁;漏下不止,或突然下血甚多、色紫红而黑有块,小腹疼痛拒按,下血后疼痛减轻,舌质紫黯有瘀点,脉沉涩,为血瘀。

(二)虚证

经血色淡质稀,神疲体倦,气短懒言,不思饮食,四肢不温,或面浮肢肿。面色淡黄,舌淡胖,苔薄白,脉缓弱,为脾虚;血色鲜红,质稠,头晕耳鸣,腰酸膝软,手足心热,颧赤唇红,舌红,苔少,脉细数,为肾阴虚;色淡质稀,腰痛如折,畏寒肢冷,小便清长,大便溏薄,面色晦暗,舌淡黯,苔薄白,脉沉弱,为肾阳虚。

五、针灸治疗

(一)毫针刺法

1.取穴

(1)主穴:百会、关元、合谷、三阴交、隐白、次髎。

(2)配穴:血热加血海、行间;湿热加中极、阴陵泉;肝郁加期门、太冲;血瘀加血海、太冲;脾虚加脾俞、足三里;肾阳虚加肾俞、命门;肾阴虚加肾俞、太溪。

2.操作方法

先针百会穴,用 2 寸毫针顺经刺入 1.5 寸,施以小幅度捻转运针 30 秒,然后以拇指向前的指力再快速进针 0.1～0.2 寸，使头顶有胀热感；继针次髎穴，用 3 寸毫针刺入第二骶后孔，施以轻搓针法并以向下的指力使针感扩散到小腹和会阴，此穴行速刺法不留针；再针隐白穴，用 1.5 寸毫针采用半刺法即拔毛法点刺该穴，不做任何手法；最后针关元穴，用 2 寸毫针与皮肤成 15°～30°角向下斜刺 1.5 寸，施以捻转补法，使针感向会阴方向扩散。余穴常规操作依辨证补泻兼施，但手法宜轻柔，切忌峻补重泻，留针 30 分钟。一般每天针 1 次，对崩症且重者每天可针 2 次，5 次为 1 个疗程，疗程间休息 3～5 天，再行下 1 个疗程。当血止或偶有少量出血时开始重建月经周期，即以治疗血止的最后 1 天为月经期，以此为基数，当新的月经周期重新建立后依病情尚需采用针灸序贯疗法，治疗 3 个月经周期为 1 个疗程。

（二）电针法

1.取穴

（1）主穴：三阴交（右）、隐白（右）、气海、关元、肾俞、子宫。

（2）配穴：卵泡期（月经周期 5～11 天）选气海、关元、肾俞（双）；排卵期（月经周期 12～16 天）：合谷（右）、曲池（右）、子宫（双）；黄体期（月经周期 17～25 天）：足三里（右）、血海（右）、天枢（双）。

2.操作方法

在穴位处贴专用电极贴片，相邻穴位分别连接 3 对电极连线，治疗频率为 100 Hz，电刺激强度为 20 mA，每次 30 分钟，每天治疗 1 次。

（三）耳针法

1.取穴

（1）主穴：子宫、附件、卵巢、内分泌。

（2）配穴：血瘀、肝郁加肝；肾虚加肾；脾虚加脾，血热、湿热加耳尖。

2.操作方法

每次取上耳穴 2～3 个，毫针刺，中强刺激，留针 30 分钟至 1 小时，留针期间每隔 10 分钟捻针 1 次。

（四）灸法

1.取穴

（1）主穴：隐白。

（2）配穴：虚证加关元；小腹冷痛明显加八髎穴。

2.操作方法

隐白穴用麦粒灸灸十壮;关元穴用艾条悬灸30分钟;八髎穴用3根艾条捆在一起重灸,以局部皮肤赤红、小腹有温热感为度。

(五)刺络拔罐法

1.取穴

(1)主穴:腰阳关、八髎穴。

(2)配穴:肝郁加肝俞;血瘀加膈俞;血热加大椎;湿热加脾俞、胃俞。

2.操作方法

局部皮肤常规消毒,用三棱针重刺3~5下,然后用大号火罐重拔之出血5~10 mL,一般需留罐5~15分钟,以皮肤出现紫黑色尚未起泡为最佳。

(六)穴位埋线法

1.取穴

(1)主穴:关元(透中极)、天枢(透外陵)、归来(透横骨)、次髎、三阴交、肝俞(透脾俞)、肾俞(透大肠俞)。

(2)配穴:肝郁加太冲、期门;肾虚加太溪。

2.操作方法

患者埋线部位局部皮肤常规消毒,医师双手戴一次性无菌手套,根据患者埋线部位及透穴距离,选取合适的埋线针型号。医师左手捏起进针部位,右手持一次性免穿线蛋白线埋线针快速刺进穴位处皮肤,进入脂肪层后针头向透穴方向斜刺,至针头全部没入皮肤,缓慢将埋线针退出皮肤再次消毒出针部位即可。

(七)穴位注射法

(1)取穴:气海、血海、膈俞、三阴交、足三里。

(2)操作方法:用2 mL注射器7号针头抽取2 mL维生素B_{12}注射液。穴位皮肤常规消毒,快速直刺进入皮下,达到一定深度,患者有明显麻胀感后抽无回血,缓慢注入药液。出针后用消毒干棉球按压针孔片刻,每天1次。

(八)耳穴埋豆法

(1)取穴:同耳针法。

(2)操作方法:每次取上穴2~3个,用王不留行籽贴压,双耳交替隔天更换1次,每天按压3次,每次10分钟。

第五节 不 孕 症

一、概述

不孕症指育龄妇女未避孕，配偶生殖功能正常，婚后有正常性生活，同居2年以上而未怀孕者；或曾有过生育或流产，而又2年以上未怀孕者。前者为原发性不孕，后者为继发性不孕。

二、病因、病机

不孕症的发生常与先天禀赋不足、房事不节、反复流产、久病大病、情志失调、饮食及外伤等因素有关。本病病位在胞宫，与冲、任二脉及肾、肝、脾关系密切。

本病基本病机是肾气不足，冲任气血失调。证候有虚有实，虚者多为肾虚宫寒，实者多为气滞血瘀或痰瘀阻滞。

三、诊断

（一）临床表现

婚后2年以上未孕，多见有月经不调，经期紊乱，或先或后，经量不一，量少或淋漓不断，或量多而出血凶猛。经色或淡或红或紫黑，或有瘀块，由于导致不孕的原因不同，则可伴不同的症状。

（二）诊断要点

（1）育龄妇女未避孕，配偶生殖功能正常，婚后有正常性生活，同居2年以上而未怀孕，或曾有过生育或流产，未避孕而又2年以上未怀孕。

（2）因男方因素导致不孕症约占30%，首先应排除男方因素。要注意有无慢性病、结核、腮腺炎、附睾炎、睾丸炎等病史，有无接触铅、磷或放射线。还应做局部检查及精液检查。

（3）医师应了解女方的月经史、分娩史及流产史，有无生殖器感染，性生活情况，是否采取避孕措施，还要进行体格检查、卵巢功能检查、性交后试验，输卵管通畅试验，必要时进行腹腔镜、宫腔镜，免疫等检查，以查明原因。

（4）妇科检查、基础体温、基础代谢率和血清雌激素、孕激素的测定，以及诊断性刮宫、输卵管通畅试验、宫颈黏液检查等有助于诊断。

四、中医辨证

(一)肾虚宫寒证

1.肾阳虚证

婚久不孕,月经后期,量少色淡,或月经稀发、闭经;面色晦暗,腰酸腿软,性欲淡漠,小便清长,大便不实;舌淡苔白,脉沉细或沉迟。

2.肾阴虚证

婚久不孕,月经先期,量少,色红无血块,或月经尚正常,但形体消瘦,腰腿酸软,头昏眼花,心悸失眠,性情急躁,口干,五心烦热,午后低热;舌质偏红,苔少,脉细数。

(二)肝气郁结证

多年不孕,经期先后不定,经来腹痛,行而不畅,量少色黯,有小血块;经前乳房胀痛,精神抑郁,烦躁易怒;舌质正常或暗红,苔薄白,脉弦。

(三)痰湿阻滞证

婚后久不孕,形体肥胖,经行延后,甚或闭经,带下量多,质黏稠;面色㿠白,头晕心悸,胸闷泛恶;苔白腻,脉滑。

(四)瘀滞胞宫证

婚久不孕,月经后期量少,色紫黑,有血块,或痛经;平时少腹作痛,痛时拒按;舌质紫黯,或舌边有紫点,脉细弦。

五、针灸治疗

(一)毫针刺法

1.处方一

(1)取穴:肾俞、太溪、照海、关元、三阴交、足三里。

(2)操作方法:常规针刺,施提插捻转补泻法,关元穴可加用灸法。每天1次,10次为1个疗程。适用于肾虚型不孕。

2.处方二

(1)取穴:肾俞、关元、中极、子宫、三阴交、足三里、血海、脾俞。

(2)操作方法:常规针刺,施补法。得气后留针20～30分钟,每天1次,10次为1个疗程。适用于血虚型不孕。

3.处方三

(1)取穴:中极、气冲、足三里、丰隆、三阴交、阴陵泉、子宫。

(2)操作方法:常规针刺,施泻法。得气后留针20～30分钟,每天1次,10次为1个疗程,适用于痰湿型不孕。

4.处方四

(1)取穴:中极、四满、三阴交、太冲、子宫。

(2)操作方法:中极向曲骨方向斜刺,针刺1.0～1.5寸,施提插泻法,以针感向会阴传导为佳。四满直刺,进针1.0～1.5寸,施捻转平补平泻法。三阴交直刺,进针1寸;太冲直刺,进针0.5～0.8寸;子宫穴直刺1.5寸,使患者感到局部酸胀,均施捻转泻法;每天1次,10次为1个疗程,适用于肝郁型不孕。

5.处方五

(1)取穴:主穴取关元、中极、子宫、血海。肾虚配肾俞、命门;气血亏虚配百会、足三里;肝郁气滞配内关;痰湿郁滞配丰隆、阴陵泉、三阴交;宫寒血瘀配归来、膈俞;湿热内阻配阴陵泉。

(2)操作方法:每次取主穴2～3个加配穴,施平补平泻手法。针刺关元穴时,针尖应向斜下,进针2寸左右,使针感向会阴部扩散。子宫穴直刺达1.5～3.0寸,使患者感到局部酸胀,并向下腹部扩散为宜。留针20～30分钟,留针期间行针2～3次,每天1次,10次为1个疗程,疗程间隔5～7天,经期暂停。

6.处方六

(1)取穴:主穴取中极、三阴交、大赫、地机。肾虚型配肾俞、气穴、照海;血虚型配膈俞、血海、足三里;肝郁型配太冲、阴廉、气门;痰湿型配四满、丰隆、阴陵泉;血瘀型配气冲、胞门、次髎。

(2)操作方法:在月经周期第12天开始针刺,连续3天,每天1次,留针15分钟,均用平补法。月经期和增生期,根据辨证取穴治疗,每天1次。

7.处方七

(1)取穴:主穴取中极、大赫、三阴交、地机。肾虚者配肾俞、关元、太溪;血虚者配肝俞、血海、足三里;痰盛者配中脘、丰隆、阴陵泉;肝郁者配阴廉、曲泉、太冲;血瘀者配膈俞、次髎、血海。

(2)操作方法:虚证施以补法,实证施以泻法,并可配合采用艾灸。针灸治疗在月经期及增生期,要根据证型,辨证用穴,隔天治疗1次,月经周期第12天开始,用上述处方的主穴,每天治疗1次。

8.处方八

(1)取穴:中极、归来、子宫、气穴、三阴交。

(2)操作方法:中极、归来、气穴、子宫均直刺,可刺1～2寸,施捻转泻法。三阴交直刺,针1.0～1.5寸,施提插捻转泻法。每天1次,10次为1个疗程。

9.处方九

(1)取穴:中极、气冲、丰隆、三阴交、阴陵泉。

(2)操作方法:中极直刺,进针1.0～1.5寸,施提插捻转泻法。气冲直刺或稍向上斜刺,进针0.5～1.0寸,施捻转泻法。丰隆直刺,进针1.0～1.5寸,施提插泻法。阴陵泉、三阴交直刺,进针1.0～1.5寸,施捻转平补平泻法。每天1次,7次为1个疗程。

10.处方十

(1)取穴:关元、气海、中极、血海、天枢、三阴交、八髎、肾俞。

(2)操作方法:针刺用平补平泻法,每次引出强烈针感。每次留针30分钟,每10分钟行针1次。针刺完毕后可配合以按摩手法在腹部及腰骶部操作,手法以按法、揉法为主,手法要求深透柔和,以患者感觉局部明显温热感为度。治疗自月经来潮的前15天开始,每天1次,12次为1个疗程。

(二)电针法

(1)取穴:肝俞、肾俞、脾俞、关元、中极、子宫、三阴交。

(2)操作方法:取其中2～4个穴位,于月经周期第5天开始,针刺得气后接电针仪,用疏密波,强度以患者能耐受为度,每次留针20～30分钟。每天1次,连续15天,3个月经周期为1个疗程。

(三)三棱针法

(1)取穴:主穴取曲泽、腰俞;配穴取阴陵泉、委阳。

(2)操作方法:用三棱针点刺放血,若出血量少,可配合针刺后拔罐。主要用于血瘀型不孕。

(四)皮肤针法

1.处方一

(1)取穴:肾俞、命门、八髎、关元、气海、中极、足三里、三阴交。

(2)操作方法:用皮肤针中、重度刺激,每天1次,7次为1个疗程,疗程间隔7天,于每次月经前7天施治。适用于各型不孕症。

2.处方二

(1)取穴:气海、关元、中极、天枢、命门、肾俞、八髎。

(2)操作方法:用中、重度刺激,下腹部由脐向下至耻骨联合上缘反复叩刺2~3行,可加叩横向3~4行,重点叩刺气海、关元、中极、天枢穴。腰、骶部可沿督脉及其夹脊穴自上而下每条经脉叩刺1~2行,每天施治1次,7次为1个疗程,疗程间隔7天,可于每次月经前7天左右开始施治。

(五)皮内法针

(1)取穴:肾俞配关元,志室配中极,气海配血海,三阴交配足三里。

(2)操作方法:每次取1组穴,局部常规消毒后,用皮内针平刺入皮肤0.5~1.2 cm,用小块胶布固定针柄,埋针时间为2~3天,7次为1个疗程,疗程间隔5~7天。

(六)芒针法

(1)取穴:志室透肾俞、血海、气海透中极、八髎、昆仑透太溪。

(2)操作方法:针刺八髎时,由上髎进针沿皮平刺至下髎。气海穴透中极穴时,先直刺气海0.5~1寸,得气后,将针稍稍退出少许,沿皮浅刺透中极穴。余穴用常规针法。隔天1次,每次留针0~30分钟,7~10次为1个疗程,疗程间隔5~7天。经期暂停。

(七)耳针法

1.处方一

(1)取穴:子宫、肾、屏间、脑、卵巢。

(2)操作方法:穴位常规消毒,用中等刺激,留针20分钟,每天1次,10次为1个疗程,或用镦针耳内埋入法、压豆法,亦可用耳穴磁疗法。适用于本病各型。

2.处方二

(1)取穴:内分泌、肾、子宫、皮质下、卵巢。

(2)操作方法:穴位严格消毒,毫针刺,用中等刺激,每天1次,每次2~3穴,10次为1个疗程。亦可用镦针耳内埋入法。

3.处方三

(1)取穴:子宫、脑点、腹、皮质下、内分泌、肝、肾。

(2)操作方法:先用75%乙醇在穴位上消毒,用28号毫针刺激,留针20~30分钟,留针期间捻针刺激1~2次,每天或隔天1次,10次为1个疗程。

4.处方四

(1)取穴:内分泌、肾、子宫、卵巢。

(2)操作方法:毫针刺,经期第 12 天开始治疗,连续 3 天,中等刺激,留针 30 分钟,每天 1 次。

5.处方五

(1)取穴:子宫、卵巢、肾、肝、内分泌、皮质下。

(2)操作方法:每次选用 2～4 穴,或两耳交替。毫针刺法在月经周期第 12 天开始,连续 3 天,中等刺激,留针 30 分钟,每天 1 次。

6.处方六

(1)取穴:子宫、肾、卵巢。肝郁加肝;痰湿加内分泌。

(2)操作方法:毫针中等刺激,每天 1 次,10 次为 1 个疗程,亦可用耳穴埋针治疗。

(八)灸法

1.处方一

(1)取穴:神阙、关元、石关、子宫。

(2)操作方法:以直接无瘢痕灸,每穴 25～50 壮,或隔附子饼灸 7～9 壮,每天 1 次,15 次为 1 个疗程。

2.处方二

(1)取穴:神阙、关元、足三里、三阴交、中极。

(2)操作方法:每次选腹部、下肢各 1 穴,神阙用隔盐灸,余穴用隔附片发泡灸。每月经周期治疗 1 次,治疗时间在经期第 12 天左右为宜。平时用艾条温和灸气海或中极 15～20 分钟,隔天 1 次。

3.处方三

(1)取穴:关元、中极、神阙、子宫、肾俞、命门、脾俞、足三里、三阴交。

(2)操作方法:每次取 4～5 穴,每穴用艾条温和灸 10 分钟,每天 1 次,10 次为 1 个疗程;适用于各型不孕症。

4.处方四

(1)取穴:关元、中极、子宫、神阙、命门、肾俞、血海、三阴交。

(2)操作方法:每次取 3～4 穴,每穴用中号艾炷隔姜施灸 5～7 壮,隔天1 次,7 次为 1 个疗程,疗程间隔 7 天。适用于肾阳虚型不孕症。

5.处方五

(1)取穴:关元、中极、肾俞、命门、足三里、三阴交。

(2)操作方法:先用毫针刺入穴位,得气以后,用1寸长艾条插在针柄上,点燃,使针体温热,待艾条燃尽,再留针10分钟左右,每天1次,10次为1个疗程,疗程间隔5～7天。

(九)穴位贴敷法

(1)取穴:少腹。

(2)操作方法:用赤芍130 g,大黄20 g,透骨草、桂枝各60 g,白芷、小茴香各50 g,川乌、吴茱萸各30 g,研为细末,放置盆中,加入白酒和醋各100 g左右,浸透拌匀,装入布袋。把药物入蒸笼蒸透,取出用于毛巾包裹后置少腹热敷1小时,温度下降时可在药袋上放热水袋加热,以少腹微微出汗为佳,每晚1次,每次可加酒、醋各适量,每药袋可用15天。由输卵管不通导致的不孕症患者可选此法。

(十)穴位埋线法

(1)取穴:三阴交。

(2)操作方法:穴位常规消毒后,以注射用针头为套管,1.5寸毫针剪去针尖为针芯,套入长度为0.2 cm的4号羊肠线。针刺适当深度后,行轻度提插捻转手法至患者自觉局部有酸、麻、重、胀感,然后边推针芯边退针将羊肠线埋于穴位内。15天治疗1次,3次为1个疗程。

(十一)耳穴埋豆法

(1)取穴:内生殖器、腹、肾、内分泌、肝。

(2)操作方法:每次取一侧耳穴,两耳交替使用。耳郭常规消毒后,按操作常规,用王不留行籽贴压在所选穴位上,用胶布固定。边贴边按压,用中刺激,并嘱患者每天自行按压3～5次。隔2天换贴1次,10次为1个疗程。适用于各型不孕症患者。

第六节　复发性流产

一、概述

复发性流产为自然流产连续3次以上者,每次流产往往发生在同一妊娠月份。发生率占生育年龄妇女的1%～5%，且有逐年上升趋势，属不育范畴。有研究表明自然流产发生的危险随着流产次数的增加而增加，在连续发生2次自然流产后，第3次妊娠胚胎丢失的危险则高达80%。

中医称为“滑胎”。

二、病因、病机

滑胎的病因、病机主要是肾气虚弱，冲任受损，胎元不固，导致流产发生，也有血热动胎，跌仆损失等原因，临床多见脾肾气虚。胞脉者系于肾，冲任二脉皆起于胞中。母体冲任损伤则导致胎元不固；胎元不健，多因父母先天之精气亏虚，两精虽能相合但先天禀赋不足，导致胚胎不能成形，或成形易损，发为滑胎。

三、诊断

（一）诊断要点

滑胎的诊断主要依据病史（以往发生过3次或3次以上自然流产，往往发生在同一个妊娠月），应注意其连续性与自然发生的特点。可无明显症状，或孕后有胎漏，胎动不安的症状（阴道有少量出血，色淡或色褐，无血块及妊娠物流出，伴小腹隐痛或坠胀，或伴有腰痛，嗜睡乏力，食欲缺乏，恶心欲吐，早孕反应，尿妊娠试验阳性）。

（二）辅助检查

（1）一般检查：体检及盆腔检查时应注意子宫大小、位置，附件情况，基础体温测定，子宫内膜检查，子宫输卵管造影，必要时作宫腔镜和腹腔镜检查。实验室检查包括血常规、红细胞沉降率、血型及精液常规等。

（2）妇科检查：子宫颈口未开，子宫大小与妊娠月份相符，同时排除阴道炎、宫颈炎、宫颈息肉等疾病。

（3）B超检查：早孕，宫内妊娠囊与停经月份相符或不符，有胎芽或有胎心搏动。

四、中医辨证

（一）气血虚弱型

屡孕屡堕，头晕目弦，身倦乏力，心悸失眠，面色苍白，舌淡苔薄，脉来中空，滑而无力。

（二）肾气亏损型

胎堕数次，腰膝酸软，小腹下坠，头晕耳鸣，尿频或失禁，舌质淡，脉沉细而滑,两手尺脉尤甚。

(三)血热型

胎动不安,滑胎数次,小腹作痛,心烦口渴,喜冷饮,或有潮热,尿短色黄,大便秘结,舌红苔黄,脉来滑数,两尺脉尤为明显。

五、针灸治疗

(一)毫针刺法

1.取穴

(1)主穴。处方一:中极、归来、漏谷、足三里;处方二:曲骨、子宫、地机、三阴交。

(2)配穴:内关。

2.操作方法

怀孕不足 5 个月者,使用第一组穴位;怀孕超过 5 个月、胎位下坠至临盆者针第二组穴。腹痛甚者加内关。下腹部穴位,进针得气后用补法;下肢穴位平补平泻法。留针 15～30 分钟。每天 1 次,15 次为 1 个疗程。

(二)腹针法

1.取穴

(1)主穴:中脘、下脘、天枢、气海、关元、子宫。

(2)配穴:足三里、三阴交、太冲。

2.操作方法

腹针操作之时针尖刺入皮下后进行一定幅度的捻转操作,由施术医师根据临床经验判断达到得气为度,然后留针 30 分钟,其间在 10 分钟和 20 分钟后进行较轻微的手法刺激。隔天 1 次,20 次为 1 个疗程。所有患者均进行 1 个疗程的腹针治疗。

(三)温针灸法

1.取穴

(1)主穴:百会。

(2)配穴:足三里、外关、行间、三阴交、血海、关元。

2.操作方法

主穴必取,配穴酌情交替选用。用 20 号毫针向前横刺百会穴,施以捻转手法,行针得气后留针,在针尾艾卷,点燃加温,每段长约 3 寸,足三里、外关、三阴交、血海、关元等穴均直刺，施以提插手法，行间穴向上斜刺，得气后加强刺激。

（四）艾条灸法

(1)取穴：三阴交。

(2)操作方法：艾灸三阴交选择每天下午 5～7 时，艾条灸三阴交每穴 20 分钟，以皮肤温热稍红为佳，每天 1 次，避开经期，连灸 20 天为 1 个疗程，共 3 个疗程，暂避孕。

（五）穴位注射法

(1)取穴：公孙、肾俞。

(2)操作方法：穴注公孙时采用仰卧位，穴注肾俞时采用侧卧位；用 5 mL 注射器配 6 号针头，抽取丽参注射液 2 mL，穴位皮肤常规消毒，公孙穴直刺 1 寸深，肾俞穴注射时针尖朝向脊柱成 45°刺入 1.2 寸深，回抽无回血时，每穴推入药液 1 mL，出针后按压针孔，防止药液反流和出血，每天治疗 2 次，间隔 6 小时。

（六）耳穴埋豆法

1.取穴

(1)主穴：子宫、卵巢、脾、胃、肾、皮质下。

(2)配穴：肝、胆。

2.操作方法

耳郭消毒后将王不留行籽用胶布贴于上述穴位，每个穴每天按揉 3 次，每次 100 下，3 天后去除，两耳交替，10 次为 1 个疗程。

第七章　儿科常见病的针灸治疗

第一节　小儿厌食症

一、概述

小儿厌食症是小儿消化系统的一种常见病证，又称恶食，是指小儿较长时间食欲不振而不欲纳食，甚至拒食的一种常见病。厌食的患儿，一般精神状态较正常。长期厌食，会影响小儿正常的生长发育，如抵抗力降低、身材矮小、体重减轻等，因此对小儿厌食应及时调治。因外感或某些疾病而引起的食欲不振者，不属本病范畴。

本病属中医学“恶食”范畴。

二、病因、病机

小儿厌食症多与过食肥甘、生冷杂物，损伤脾胃，或病后中气未复，或素体脾胃虚等密切相关。其病在脾胃，病机不外虚实两端。

（一）脾虚湿滞

小儿乳食喂养不当，过食肥甘厚味、油腻之品，积滞内停，郁久化热，致湿热内蕴，脾胃失健，致成厌食。

（二）脾胃虚弱

小儿形气未充，脾常不足，中气虚弱，脾胃失健，导致消化、吸收、传导功能失常，致成厌食。

三、诊断

（一）诊断要点

（1）长期不思进食，厌恶摄食，食量显著少于同龄正常儿童。

(2)可有嗳气、泛恶、脘痞、大便不调等症,或面色少华、形体偏瘦、口干喜饮等症,但精神尚好,活动如常。

(3)排除其他外感,内伤慢性疾病。

(二)辅助检查

大便常规可见不消化食物残渣,脂肪粒。

四、中医辨证

主症:食欲减退,恶心欲吐,倦怠乏力。

(一)脾虚湿滞

腹胀,口淡不渴,大便溏薄,舌淡胖,苔腻,脉濡,指纹紫滞。

(二)脾胃虚弱

面色苍黄,形体消瘦,时常腹泻,舌淡少苔。脉细弱,指纹淡红。

五、针灸治疗

(一)毫针刺法

1.取穴

(1)主穴:四缝、太白、商丘。

(2)配穴:脾虚湿滞加丰隆,脾胃虚弱加足三里、中脘。

2.操作方法

毫针刺,平补平泻,不留针。四缝点刺挤出黄色黏液。

(二)穴位贴敷法

(1)取穴:脐部。

(2)操作方法:炒神曲、炒麦芽、焦山楂各 10 g,炒莱菔子 6 g,炒鸡内金 5 g,上药共研细面,加淀粉少许,用开水调成稠糊,睡前敷于患儿脐下,外用绷带固定,第 2 天早晨取下,每天 1 次,5 次为 1 个疗程。

(三)穴位注射法

(1)取穴:双侧足三里穴。

(2)操作方法:用维生素 B_1 注射液分别注入双侧足三里穴,隔天 1 次,5 次为 1 个疗程。

第二节　小儿腹泻病

一、概述

小儿腹泻病是一组由多病原、多因素引起的以小儿大便次数增多、粪质稀薄、乳食不化，甚至如水样为特征的一种病症，是我国婴幼儿最常见的疾病之一。6个月至2岁婴幼儿发病率高，1岁以内患儿约占半数，是造成儿童消化不良、生长发育障碍的主要原因之一。

中医称“小儿泄泻”，一年四季均可发生，但夏秋季节发病者占绝大多数，因夏秋季小儿脾胃易为暑湿、风寒和饮食所伤，故易患泄泻。

二、病因、病机

小儿泄泻发生的原因，以感受外邪、内伤饮食、脾胃虚弱为多见。其主要病变在脾胃，因胃主受纳腐熟水谷，脾主运化水谷精微。小儿脾常不足，感受外邪，内伤乳食，或脾肾阳虚，均可导致脾胃运化功能失调而发生泄泻。轻者治疗得当，预后良好。重者泄下过度，易见气阴两伤，甚至阴竭阳脱。久泻迁延不愈者，则易转为疳证或出现慢惊风。

(一)感受外邪

小儿脏腑娇嫩，肌肤薄弱，冷暖不知自调，易为外邪侵袭而发病。外感风、寒、暑、湿、热邪均可致泻，唯无燥邪致泻之说，盖因脾喜燥而恶湿。其他外邪则常与湿邪相合而致泻，故前人有“无湿不成泻”“湿多成五泻”之说。由于气候的因素，一般冬春多为风寒(湿)致泻，夏秋多暑湿(热)致泻。小儿暴泻以湿热泻最为多见。

(二)内伤饮食

小儿脾常不足，运化力弱，饮食不知自节，若调护失宜，乳哺不当，饮食失节或不洁，过食生冷瓜果或不消化食物，皆能损伤脾胃，而发生泄泻。

(三)脾胃虚弱

先天禀赋不足，后天调护失宜，或久病迁延不愈，皆可导致脾胃虚弱。胃弱则腐熟失职，脾虚则运化失常，因而水反为湿，谷反为滞，清浊不分，合污而下，而成脾虚泻。亦有暴泻实证，失治误治，迁延不愈，损伤脾胃，而由实证转为虚证泄泻者。

(四)脾肾阳虚

脾虚致泻者,一般先耗脾气,继伤脾阳,日久则脾损及肾,造成脾肾阳虚。肾阳不足,火不暖土,阴寒内盛,水谷不化,并走肠间,而致澄彻清冷,洞泄而下的脾肾阳虚泻。

三、诊断

根据发病季节、病史(包括喂养史和流行病学资料)、临床表现和大便性状可以做出临床诊断。必须判定有无脱水(程度和性质)、电解质紊乱和酸碱失衡。注意寻找病因,从临床诊断和治疗需要考虑,可先根据大便常规有无白细胞将腹泻分为大便无或偶见少量白细胞者和大便有较多白细胞者两组。

(1)大便无或偶见少量白细胞者:该组患儿为侵袭性细菌以外的病因(如病毒、非侵袭性细菌、寄生虫等肠道内、外感染或喂养不当)引起的腹泻,多为水泻,有时伴脱水症状。

(2)大便有较多白细胞者:该组患儿症状表明结肠和回肠末端有侵袭性炎症病变,常由各种侵袭性细菌感染所致,仅凭临床表现难以区别,必要时应进行大便细菌培养,细菌血清型和毒性检测。

四、中医辨证

(一)寒湿泄泻

大便清稀,多有泡沫,颜色淡黄,水谷相杂,肠鸣腹痛,身寒喜温,口不渴,鼻流清涕,或恶寒发热,舌淡苔薄白,指纹浮红。

(二)湿热泄泻

泻下急迫量多,便稀有黏液或蛋花汤样,深黄秽臭,腹痛时作,肛门红热,口渴喜冷饮,发热,舌红苔黄腻,指纹紫红。

(三)伤食泄泻

大便稀溏,夹有乳片或食物残渣,大便恶臭,脘腹胀痛,不思饮食,嗳气酸腐或呕吐,泻前腹痛哭闹,泻后痛减,夜寐不安,苔厚腻,指纹紫滞。

(四)脾虚泄泻

大便稀溏,色淡不臭,或夹有食物残渣,神疲肢软,舌淡苔白,指纹淡。

五、针灸治疗

（一）毫针刺法

1.取穴

（1）主穴：天枢、大肠俞、上巨虚、足三里、神阙。

（2）配穴：若患者寒湿泻，则医师加阴陵泉、脾俞；湿热泻，加曲池、合谷；脾虚泻，加脾俞、胃俞。

2.操作方法

医师宜用毫针刺，实证用泻法，虚证用补法加灸。在神阙穴施隔盐灸或隔姜灸，每天1次，不留针。

（二）三棱针法

（1）取穴：四缝。

（2）操作方法：常规消毒后，用小三棱针或1寸毫针，迅速点刺双手四缝，然后挤出少许血液或黄白相间黏液，擦净即可。一般针1～2次。

（三）耳针法

（1）取穴：脾、胃、大肠、皮质下、神门。

（2）操作方法：每次选3～4穴，用揿针。

（四）艾条灸法

（1）取穴：涌泉、足三里、神阙。

（2）操作方法：用艾条灸，每穴3～5分钟，每天1次。用于脾虚泻。

（五）刮痧法

（1）取穴：胸夹脊穴10～12。

（2）操作方法：涂生姜汁或风湿油，用刮痧板刮拭，以皮肤潮红为度。隔天1次，3～5次为1个疗程。

（六）穴位贴敷法

（1）取穴：胃俞、脾俞、中脘、天枢、大横、气海、关元、足三里。

（2）操作方法：用吴茱萸300 g、白胡椒300 g、丁香60 g、干姜60 g，研末，加凡士林调成糊状，取适量贴敷于上述穴位，每次6～8小时，每天1次，10天为1个疗程。

（七）穴位注射法

（1）取穴：天枢、大肠俞、上巨虚。

(2)操作方法:每次选2穴,用维生素 B_1、维生素 B_{12} 注射液或黄生素注射液2 mL,每穴注入药液0.5～1.0 mL,隔天1次。

第三节　小儿惊厥

一、概述

惊厥是小儿时期的常见急症,由于多种原因使大脑细胞神经元过量放电所致的大脑功能暂时性紊乱,表现为突然发作的全身性或局部肌肉抽搐,多数伴有意识障碍,若惊厥持续时间超过30分钟,或频繁惊厥中间无清醒者,称为惊厥持续状态。小儿惊厥的发病率很高,多见于婴幼儿。惊厥反复发作可致脑组织缺氧,遗留严重的后遗症,影响小儿智力发育和健康。

小儿惊厥有急、慢之分。急惊,又称“急惊风”,俗名“抽风”,是小儿常见的一种抽搐症状,且常伴有神志不清。慢惊,又称“慢惊风”,是一抽搐无力、抽动缓慢或小抽动为特征。

小儿急惊风多见于3周岁以下小儿,多因发高热引起,因为小儿体质柔弱,外感时邪,循经入里,阳气不得宣泄,实热内郁,引动肝风所致,亦有因暴受惊恐而发生惊厥抽风者,以神昏、四肢抽搐、牙关紧闭为主要症状。急惊症状有抽、搦、掣、颤、反、引、窜、视,称之为“惊风八候”。抽,即肘臂伸缩;搦,即十指开合;掣,即肩头相扑;颤,即手足动摇;反,即身向后仰;引,即手若开弓;窜,即两目上翻;视,即直视目不转睛。

慢惊多发于大吐大泻或热病之后,因津液受伤,脾胃虚损,土虚木旺,肝失所养,虚风内动而致。若久吐久泻,脾胃大伤,中土虚弱,进而导致脾肾阳衰,成为危重之慢脾风症。

二、病因、病机

小儿形气未充,质属纯阳,如外感时邪,易致阳气不得宣泄,实热内郁,引动肝风;或因乳食不节,脾胃受损,以致水精布散失常,水液凝滞成痰,痰浊内蕴,生热化风而成;亦有暴受惊恐,而突发惊厥抽风者。

三、诊断

(一)临床表现

1.惊厥发作

对于任何突然发生的发作，形式刻板，伴有意识障碍，都应想到惊厥发作的可能。发作前可有先兆，但多数患儿突然发生全身性或局部肌群的强直性或阵挛性抽动，双眼凝视、斜视或上翻，常伴有不同程度改变。发作大多在数秒钟或几分钟内自行停止，严重者可持续数十分钟或反复发作，抽搐停止后多入睡。根据抽搐发作持续时间、间隙时间、部位不同可分为全身性抽搐和局限性抽搐。

(1)全身性抽搐。①强直阵挛性抽搐：躯干及四肢对称性抽动，眼球上斜固定，呼吸暂停，面色苍白或发绀，意识丧失。②强直性抽搐：表现为全身及四肢张力增高，上下肢伸直，前臂旋前，足跖屈，有时呈角弓反张状。多见于破伤风、脑炎或脑病后遗症。

(2)局限性抽搐：表现为一侧眼轮匝肌面肌或口轮匝肌抽动，或一侧肢体，或趾、指抽动，局部以面部(特别是眼睑、口唇)和拇指抽搐为突出，双眼球常有凝视、发直或上翻，瞳孔扩大，同时有不同程度的意识障碍。以上抽搐多见于新生儿或幼小婴儿。

2.高热惊厥

小儿时期特殊类型的癫痫，是婴幼儿最常见的惊厥，多为急性病毒性上呼吸道感染引起。其特点如下。

(1)典型病例最常见于 4 个月至 3 岁的小儿，5 岁以后较少见。

(2)先发热后惊厥，急骤高热(39～40 ℃)，惊厥发作多在初热体温骤升期的 24 小时内。

(3)惊厥发作时间短暂，惊厥持续 10 分钟内，不超过 15 分钟，在一次发热性疾病中，很少连续发作多次，发作后清醒如常，没有神经系统异常体征。

(4)多伴有呼吸道、消化道感染，而无中枢神经系统感染及其他脑损伤。

(5)惊厥发作后 2 周脑电图正常。

(6)如果一次发热过程中惊厥发作频繁，发作后昏睡，有椎体束征，38 ℃以下即可引起惊厥，脑电图持续异常，有癫痫家族史者，多数可转变为癫痫。

3.惊厥持续状态

当惊厥发作持续 30 分钟以上，或 2 次发作间隙期意识不能恢复者称惊厥持续状态。此时可引起机体氧消耗增多，脑组织缺氧可导致脑水肿及脑损伤，出现颅内压增高及脑损伤的表现。

(二)辅助检查

根据病史、体检及病情需要选择性地进行实验室及其他辅助检查。

(1)血常规检查:白细胞计数显著增多,中性粒细胞百分数增高常提示细菌性感染。

(2)血液生化检查:血糖、血钙、血镁、血钠、尿素氮及肌酐等测定,有助于寻找惊厥的原因。

(3)脑脊液检查:主要鉴别有无颅内感染。可作脑脊液常规、生化检查,必要时作涂片染色和培养。

(4)脑电图检查:有利于预后推测(主要用于癫痫)。

(5)眼底检查:有视网膜下出血提示颅内出血;视盘水肿提示颅内高压。

(6)其他检查:脑血管造影、头颅 CT 等检查,有助于鉴别诊断。

四、中医辨证

(一)急惊风

(1)外感:惊厥抽搐,身热无汗,头痛咳嗽,流涕咽红,烦躁不安,舌苔薄白,脉浮数。

(2)暑热:昏迷抽搐,壮热头痛,口渴自汗,呕吐项强,舌红绛,苔薄黄腻,脉弦数。

(3)痰热:突然惊厥,身热面赤,烦躁口渴,气粗痰鸣,牙关紧急,二便秘涩,舌质红,苔黄而厚,脉弦滑数。

(4)食滞:面青惊厥,食欲缺乏呕吐,腹胀作痛,便闭或便下酸臭,面黄神呆,或喉间痰鸣,舌苔垢厚而黄,脉滑大而数。

(5)惊恐:多不发热或发低热,面青手足不温,时时惊惕,睡眠不安,或昏睡不醒,醒时惊啼,手足抽搐,舌苔薄白,指纹青。

(二)慢惊风

(1)肝肾阴虚:抽搦无力,时抽时止,或手足颤动,身有低热,形体消瘦,面色潮红,或虚烦不眠,手足心热,舌红少苔,唇干舌燥,脉弦细数。

(2)脾胃阳虚:时作抽搐,或目睛上视,嗜睡露睛,或昏睡不醒,面色萎黄,四肢不温,大便溏薄,舌淡苔白,脉象沉弱。

(3)脾肾阳虚:摇动瘈疭,手足蠕动,精神萎弱,昏睡不醒,面色晦黄,囟陷冷汗,四肢厥冷,大便清稀,呼吸微弱,舌淡苔白,脉沉微弱。

五、针灸治疗

(一)毫针刺法

1.急惊风

(1)取穴。①主穴:太冲、合谷、劳宫、十宣。②配穴:外感加外关、曲池;暑热加水沟、印堂;痰热加阳陵泉、丰隆;食滞加中脘、足三里;惊恐加百会、神门。

(2)操作方法:合谷、太冲采用毫针刺法,针用泻法;劳宫用毫针刺法,针用泻法;十宣用1寸毫针浅刺,针用泻法。以上诸穴,每天针1次,每次留针30分钟,10次为1个疗程。

2.慢惊风

(1)取穴。①主穴:气海、中脘、足三里、太冲。②配穴:肝肾阴虚加肝俞、肾俞,太溪;脾胃阳虚加脾俞、胃俞、命门;脾肾阳虚加命门、关元。

(2)操作方法:以上诸穴均用毫针刺法,针用补法,每天1次,每次留针30分钟。

(二)三棱针法

(1)取穴。第一复合经穴:少商、大椎。第二复合经穴:曲池、中冲、百会。

(2)操作方法:发作时先刺少商压出血,再点刺水沟,然后用中度刺激术刺大椎,留针3分钟,不用灸治。

(三)耳针法

(1)取穴:耳穴轮6。

(2)操作方法:用2%碘酊消毒,然后用75%乙醇脱碘,再用0.5寸不锈钢毫针刺入耳穴轮6并以左手捏住耳和针尖,右手强捻转针柄数次后出针,挤出血2～3滴。病程重者加捏屏尖和脑干穴区。每次针刺一只耳(重症双耳),每天1～2次。

第四节　小儿脑性瘫痪

一、概述

小儿脑性瘫痪简称小儿脑瘫,是小儿出生前到出生后1个月以内由各种原因所致的非进行性脑损伤综合征。主要表现为中枢性运动障碍及姿势异常，并伴有智力低下、癫痫、视力、听力、语言、行为等异常。小儿脑瘫是小儿时期一种严重的致残性疾病，极易造成小儿认知及运动障碍。发病儿童从2个月至7岁症状可逐步加重。

本病属于中医“五迟”“五软”“五硬”“痴呆”“痿证”等范畴。

二、病因、病机

中医认为小儿脑瘫的病因为先天之气未充，父母精血虚衰，影响胎气不足。而后天失宜，气血亏虚，损伤脑髓，更促使本证的发生与发展。其病机主要为肝肾不足，脾胃亏损，气血亏虚。肾为先天之本，主骨，藏精生髓，通于脑。脑为髓之海，肾主生长发育，小儿脑瘫为肾精不足，髓海空虚而出现五迟、五软、五硬、失语、痴呆等病症，其病在脑。肾主骨，肝肾同源，肝肾虚弱则立迟、行迟；禀赋不足，气血不能上荣于上则发迟；禀气不足，髓不能充于骨，故齿久不生为齿迟；言为心声，肾脉系舌本，小儿先天肾虚，心气不和或后天脾胃亏损，津气不能上荣致语迟；先天阳气不足，后天脾胃失养则头软；肾气精髓衰耗致项软；脾胃肝肾虚弱则手足软；先天不足，脾胃虚弱致肌肉软、口软；禀赋不足、肝脾虚弱则五硬，见四肢抽搐痉挛或强直；肾虚则髓不足，故见痴呆、失聪、失明等；病久不愈、肝肾两亏致痉证，见肢体筋脉弛缓、软弱无力、日久不能随意活动而致肌肉萎缩；伴脾胃衰弱则见流涎、食欲缺乏、便溏；肝肾不足虚风内动则见四肢震颤，哭闹易怒；伴心脾不足则见智力低下、失语、肌肤苍白、发稀萎黄。

三、诊断

(一)早期症状

出生前、出生时及出生后，有发生脑瘫的高危因素，如孕期感染、风疹、妊娠高血压综合征、早产儿、严重黄疸等；患儿出生后喂养困难，如多哭并哭声弱，吸吮无力，易受惊吓；运动发育落后；患儿肢体活动少；经常出现异常的肌张力和异常姿势。

(二)临床分型

小儿脑瘫按症状可分为5种类型。

(1)痉挛型：主要特点是肌张力增高，关节运动范围变窄，运动障碍，姿势异常。由于屈肌张力增高，多为大关节屈曲、内收，上肢表现为手指关节掌屈，拇指内收，四指呈鸡爪样，腕关节屈曲，前臂旋前，肘关节屈曲；下肢表现为尖足，足内翻或足外翻，膝、髋等关节屈曲，大腿内收肌痉挛，行走时足尖着地，呈尖刀步。

(2)手足徐动型：表现为难以用意志控制的全身性不自主运动，不协调及无效运动，安静时动作异常，面部肌肉痉挛，发音、构音等器官肌肉运动受累，常伴有流涎、吞咽困难、语言障碍。

(3)肌张力低下型：表现为肌张力低下，四肢呈软瘫状，自主运动少，仰卧位时四肢呈外展外旋位，状似仰翻的青蛙，抗重力运动困难，分离运动困难，发育不均衡，肌张力不平衡，俯卧位时头抬不起来。

(4)混合型：某两种类型或某几种类型的症状同时存在，以痉挛型和手足徐动型症状同时存在为多见。

(5)共济失调型：临床较少见，以四肢震颤为主，眼球震颤，步态不稳，呈醉酒步态，肌张力下降，腱反射正常，指鼻实验阳性，病情稳定。

(三)并发症

(1)智力低下：有 2/3 以上患儿智力落后。

(2)视力障碍：最常见者为眼球内斜和屈光不正。

(3)听力障碍：部分患儿听力减退甚至全聋，以新生儿患高胆红素血症引起的手足徐动型患儿最为常见。

(4)其他感觉和认知异常：常有触觉、位置觉、实体觉、两点辨别缺失。

(5)语言障碍：与出生前后大脑受损和受损后继发大脑发育迟缓密切相关。

(6)癫痫发作：以痉挛型和伴有智力低下者最为多见。

(7)口面、牙功能障碍：表现为吸吮无力，吞咽、咀嚼困难等。

(8)情绪、行为障碍：表现为好哭、任性、固执、孤僻、脾气古怪、易激动等。

四、中医辨证

(一)肝肾阴虚

四肢瘫痪，颈项牵强，手足徐动，步态不稳，站立时足尖落地，剪刀步态，流涎，语言不利，时有癫痫样发作，舌红，脉细数。

(二)心脾两亏

语言迟钝，智力低下，斜视，颈软，四肢痿软，口角惊风，流涎，咀嚼吮吸无力，头发生长迟缓，肌肉松动，纳食欠佳，舌淡红，苔少，脉细。

(三)肾精不足

四肢瘫痪，痿软不用，发育迟缓，智力低下，语言不清，抬头或坐立困难。舌淡,苔白,脉细,指纹淡。

(四)瘀阻脑络

四肢瘫痪,智力低下,面及头颅青筋暴露,四肢不温,舌紫暗,脉细涩。

(五)风痰阻络

四肢瘫痪,经常抽风,喉中痰鸣,恶心呕吐,胸腹胀满,食欲缺乏,舌苔白腻,脉滑。

五、针灸治疗

(一)毫针刺法

1.取穴

(1)主穴:百会、脾俞、肝俞、肾俞、足三里。

(2)配穴:肝肾不足配太溪、太冲、三阴交、绝骨;气血亏虚配气海、关元、太白;脾虚水泛配阴陵泉、合谷穴;神情呆滞配本神、四神聪;痰瘀阻络配中脘、丰隆、膈俞;语言障碍,语言迟缓配廉泉、金津、玉液、通里;肢体屈曲、拘挛、痿软配以局部穴位。

2.操作方法

常规消毒后,选用28～30号毫针。主穴:沿皮平刺百会穴1.0～1.4寸,向脊柱方向45°角斜刺肝俞、脾俞穴0.4～0.8寸,直刺肾俞1.1～1.5寸,直刺足三里1.2～1.6寸。配穴:直刺太溪0.6～1.0寸,直刺太冲0.6～1.0寸,直刺三阴交、阳陵泉1.2～1.6寸,直刺绝骨1.2～1.6寸,直刺关元、气海1.2～1.6寸,直刺太白0.3～0.5寸,直刺合谷0.8～1.2寸,平刺本神、四神聪0.8～1.2寸,直刺中脘1.0～1.4寸,直刺丰隆1.3～1.7寸,向脊柱方向45°角斜刺膈俞0.4～0.8寸,直刺廉泉0.4～0.8寸,舌尖舐着上腭,在舌根部静脉上,金津、玉液穴三棱针点刺出血,直刺通里穴0.4～0.6寸。

针刺用补法,或用平补平泻法,不留针。隔天1次,3个月为1个疗程。疗程结束后休息1周,再行下1个疗程。

(二)电针法

1.取穴

(1)头部取穴:脑户、后顶、天冲、百会、四神聪、五处、承光、囟会等。

(2)上肢选穴:肩髃、曲池、五里、合谷、臂臑、支沟、外关。

(3)下肢瘫选穴:风市、阳陵泉、外丘、光明、太冲、足三里、解溪。

(4)语言障碍选穴:哑门、风府、廉泉。

2.操作方法

(1)第一步:头、体针操作。头穴:均沿皮平刺头部诸穴 1.0～1.4 寸。四肢穴:向下斜刺肩髃 1.0～1.4 寸,直刺曲池、外关 1.1～1.5 寸,直刺手五里 0.3～0.7 寸,直刺三阴交、足三里、阳陵泉 1.1～1.5 寸,直刺合谷 10.8～1.2 寸,向上平刺臂臑 2.3～2.7 寸,直刺支沟 0.8～1.2 寸,直刺风市 1.0～2.0 寸,直刺阳陵泉 1.2～1.6 寸,直刺外丘、光明 1.3～1.7 寸,直刺太冲 0.6～1.0 寸,直刺足三里 1.8～2.2 寸,直刺解溪 0.6～1.0 寸,向下颌方向缓慢刺哑门、风府 0.6～1.0 寸,直刺廉泉 0.4～0.8 寸。

(2)第二步:电针操作。针刺得气后,接通电针治疗,采用疏密波,刺激强度以患儿能耐受为宜,留针 20～30 分钟,每天 1 次,30 次为 1 个疗程。

(三)艾灸法

1.取穴

(1)主穴:百会、风池、大椎、肾俞、至阳、印堂、太溪、公孙、涌泉、关元。

(2)配穴:四肢瘫痪,加华佗夹脊穴;痉挛型,加太冲、大椎、阳陵泉;肌张力低下型,加中脘、气海、足三里;共济失调型,加四神聪、身柱、腰阳关、命门、承山、太溪。

2.操作方法

艾条配制方法:痉挛型,加忍冬藤、僵蚕、钩藤、蝉蜕、灯心草;肌张力低下型,加肉苁蓉、蝉蜕、灯心草;共济失调型,加当归、补骨脂、蝉蜕、灯心草。将上药研成细末,制成艾条(如麦粒状),每穴 3 壮。痉挛型用隔蒜灸,其他型用隔姜灸。每天 1 次,10 次为 1 个疗程。

(四)穴位注射法

1.取穴

(1)主穴:哑门、风池、大椎。

(2)配穴:上肢瘫痪配曲池、合谷、肩髃、手三里、外关、内关;下肢瘫痪配环跳、伏兔、足三里、阳陵泉、悬钟上、委中穴;腰软无力取肾俞、大肠俞、命门;语言障碍取上廉泉、合谷、流口水取上廉泉、地仓。

2.操作方法

每次轮流选择主穴 1～2 穴,配穴 1～2 穴,根据年龄大小及病情轻重不同,常规消毒后,用脑活素注射液 2～5 mL,每穴注入 0.5～2.0 mL,对少数严重肢体瘫痪者可适当加用醋谷胺注射液。隔天 1 次,10 次为 1 个疗程。

第八章 五官科常见病的针灸治疗

第一节 结 膜 炎

一、概述

结膜与外界环境的多种理化因素和微生物相接触，眼表的特异性和非特异性防护机制使其具有一定的预防感染和使感染局限的能力，当这些防御能力减弱或外界致病因素增强时，将引起结膜组织的炎症发生，其特征是血管扩张，渗出和细胞浸润，这种炎症统称为结膜炎，又称红眼病。

本病属于中医学“赤痛症”“天行赤眼”“火眼”范畴。

二、病因、病机

风热外袭，上攻于目或外感时邪疫毒；内有肺胃积热，内外合邪，交攻于目或风邪外侵、湿热上蒙、血虚风燥亦或肺经有热，血络瘀滞，气血壅阻不行，蕴结成痛。

三、诊断

(一)临床表现

发病与季节有关。

1.症状

眼睛奇痒难忍，有轻微畏光、灼热、流泪及异物感，侵犯角膜时刺激症状加重。

2.体征

临床按病变部位可分为 3 型，即睑结膜型、球结膜或角膜缘型及混合型。

(1)睑结膜型：病变位于上睑结膜，一般不侵犯穹隆结膜及下睑结膜。上睑结膜有大小不等、硬韧而扁平的淡红色粗大乳头，排列如铺路石样。表面似覆盖一层假膜，擦下时为透明索状物。分泌物量少、色白、黏稠呈丝状。预后良好，乳头完全消退，不遗留瘢痕。

(2)球结膜或角膜缘型：初始病变多发生在上方角膜缘附近，睑裂区角膜缘的球结膜呈黄褐色或污红色胶样增厚，病变可扩展波及上1/2周或整个角膜缘。

(3)混合型：同时兼有以上两种病变。

各型都可发生角膜受累，常为弥漫性上皮型角膜炎，表现为角膜弥漫性上皮点状病变。偶见局部角膜炎，常为局限于上方和中央的椭圆形或三角形病灶，愈合后遗留轻微的角膜瘢痕。部分患者在角膜缘病变区内出现小的灰白斑点，称为"Hornor-Trantas点"。

(二)实验室及其他检查

(1)结膜分泌物涂片及结膜刮片可找到较多嗜酸性粒细胞。

(2)变应原筛选可筛选出特定变应原。

(3)体液免疫与细胞免疫检查可见血清和泪液中IgG增高。

(三)诊断要点

(1)男性青少年好发，季节性反复发作。

(2)典型的临床表现，如奇痒、睑结膜乳头增生呈扁平的铺路石样或结膜缘部胶样结节等。

(3)结膜分泌物中有较多的嗜酸性粒细胞、血清和泪液中IgG增高等，可予以诊断。

四、中医辨证

(一)外感风热

眼痒难忍，灼热微痛，有白色黏丝样眼眵，胞睑内面遍生颗粒，白睛污红，舌淡红，苔薄白，脉浮数。

(二)湿热夹风

奇痒难忍，风吹后加重，泪多眵稠呈黏丝状，睑内面遍生颗粒，状如小卵石排列，黑白睛交界处呈胶样结节隆起，舌质红，苔黄腻，脉数。

(三)血虚生风

眼痒症状较轻，时作时止，白睛微显污红，面色少华，舌淡脉细。

五、针灸治疗

(一)毫针刺法

(1)取穴:睛明、瞳子髎、丝竹空、合谷、申脉。

(2)操作方法:常规消毒后,用28～30号毫针,针刺睛明穴时,令患者仰卧闭目,医师用左手指固定眼球,右手持针沿眶缘缓缓直刺1.0～0.5寸(进针时遇有阻力或出现疼痛应稍微调整进针方向,不可强行刺入。不可用提插、捻转、捣针手法行针,以免伤及血管。严禁刺入过深);瞳子髎穴向太阳穴方向平刺0.8～0.2寸;向后或向鱼腰穴方向沿皮刺丝竹空穴0.6～0.2寸;直刺或向上方斜刺合谷穴0.8～0.2寸;直刺申脉穴0.4～0.1寸。每天治疗1次,用中度刺激手法行针,捻转幅度2～3圈,捻转频率2～4个往复。每次留针30分钟,留针期间行针2～3次,每次行针5～10秒。睛明穴、少商穴、委中穴除外。

(二)三棱针法

(1)取穴:太阳、鱼腰、耳后静脉。

(2)操作方法:常规消毒后,用三棱针点刺太阳穴,然后拔罐1～3分钟。使出血数滴。鱼腰穴点刺后,用手挤捏,使出血少许。或以手揉耳壳,使之充血,耳后数根小静脉怒张,然后常规消毒,并用三棱针快速点刺小静脉,令出血数滴。一般上述两种办法可单用,也可合并使用。每天1次,连续1～3次。

(三)皮肤针法

(1)取穴:分为两组,第一组为眉弓上下眼睑、前额、颞侧部;第二组为眼眶周围颞侧部。

(2)操作方法:第一组用轻度刺激,中等速度以频率每10秒刺激15次为宜。二组用中度刺激,快速度以频率为每10秒刺激4次为宜。两组均每天治疗1次,3次为1个疗程。

(四)耳针法

(1)取穴:肝、眼、目1、目2、耳尖及耳背血管。

(2)操作方法:取耳背明显之血管,以三棱针点刺出血,或用26号毫针刺耳尖,先用手挤压耳尖部使之按揉充血,然后常规消毒,进针捻刺1分钟左右,出针后,用手挤出如豆大1～2滴血。可取双耳,或取单侧,交替使用,每天1～2次。同时耳穴常规消毒后,用28～30号毫针斜刺浅刺耳穴眼区、肝区敏感点,用强刺激手法捻针,捻转幅度3～4圈,捻转频率3～5个往复。留针30分钟,留针期间行针 2～3 次，每次行针 5～10 秒。每天治疗 1 次。

(五)灯火灸法

(1)取穴：患侧耳背上三角窝处，对光反照，可见一明显的小血管向耳背部分叉，在血管上部和分叉处各取一点。

(2)操作方法：将皮肤用 75%乙醇消毒，点燃灯草后迅速灼在所取穴点上，每点各灼一下。

(六)药灸法

(1)取穴：分两组，第一组取阿是穴(患眼)；第二组取攒竹、鱼腰、睛明、曲池、手三里、合谷、风池、大椎、耳尖、耳穴神门。

(2)操作方法：用小铁丝制成眼镜架，镜框外在鼻托处再固定一长铁丝，向正前方伸出，然后弯至双眼瞳孔正中点呈钩形，作插艾段用。同时，在镜架周围缠绕棉花、绷带隔垫防止烫伤皮肤。将大核桃破成半圆形核桃皮壳，作施灸隔物。准备一支长 3.5～5.0 cm 的艾卷段。将白菊花 10 g、冬桑叶 9 g、鲜生地 10 g、桑白皮 10 g、黄芩 12 g、荆芥 10 g、薄荷 9 g、木贼草 10 g、金银花 6 g，用纱布包在一块放入药锅，倒入 1 000 mL 开水浸泡 30 分钟，再将新核桃放入药液的纱布下面，浸泡 20 分钟后取出使用。灸前将浸泡好的核桃壳之半圆面朝外，套在镜架上，再插上药艾卷段，点燃一端后，将眼镜耳挂挂在耳郭上，对阿是穴(患眼)施灸。每次灸 20 分钟，每天灸 2 次，6 天为 1 个疗程，一般须灸 2～4 个疗程。灸时以患眼部有温热感为宜。患者取坐姿，随时注意施灸情况，以防止灸火脱落烧伤面部。同时嘱患者每天按摩眼眶周围穴位，每次 10 分钟，每天 3 次。局部不用药。

(七)穴位贴敷法

(1)取穴：少商、合谷。

(2)操作方法：取鲜毛茛草适量，与食盐少许共捣如膏状，制成黄豆大或绿豆大药丸数粒，备用。敷灸时取药丸 1 粒，敷于少商穴或合谷穴处，待局部起泡后将药丸去掉。水泡不必挑破。左眼病敷右侧穴位，右眼病敷左侧穴位，双眼患病两侧均敷。

(八)穴位注射法

(1)取穴：合谷、曲池、攒竹、丝竹空、睛明、瞳子髎。

(2)操作方法：取注射用水或 0.5%～1%普鲁卡因。用 6 号针头，5 mL 注射器。每次选用上述穴位 2～3 个，常规消毒后注入药液，每穴 0.5 毫升，每天 1 次。

第二节 梅尼埃病

一、概述

梅尼埃病是由于内耳迷路发生积水，引起的以发作性眩晕、耳鸣、耳聋、头胀满等为主要症状的疾病。其病因尚不明确，一般认为由于自主神经功能紊乱所致，疲劳、焦虑等常为发病诱因。

本病属中医学“眩晕”范畴。

二、病因、病机

本病多有气、血、阴、阳之虚夹杂风、火、痰、瘀之实，相互转化或相互影响，尤在劳累、情绪变化等诱因下，头脑清空之地受到邪扰。

三、诊断

(1)反复发作的旋转性眩晕，持续20分钟至数小时，至少发作2次以上。或有恶心、呕吐，平衡障碍，可伴水平或水平旋转性眼震，无意识丧失，耳胀满感，间歇性或持续性耳鸣。

(2)排除其他疾病引起的眩晕。

(3)反复发作的旋转性眩晕，持续20分钟至数小时，至少发作2次以上。或有恶心、呕吐，平衡障碍，可伴水平或水平旋转性眼震，无意识丧失，耳胀满感，间歇性或持续性耳鸣。

四、中医辨证

(一)肝阳上亢

眩晕、耳鸣，每因恼怒、气郁等诱因症状加重，头脑胀痛，口耳内胀满不适感，口苦咽干，急躁易怒，少寐多梦，舌质红，苔黄，脉弦。

(二)痰浊中阻

眩晕而见头重如蒙，耳聋耳鸣，胸闷恶心，少食多梦，口中黏腻，苔白腻，脉濡滑。

(三)气血两虚

晕动则加剧，劳累及疲惫时发病，面色萎黄，心悸气短，神疲少言，食少乏力，舌淡苔薄，脉细弱。

(四)肾精不足

眩晕伴见精神不振，少寐多梦，腰膝酸软，健忘，耳鸣，遗精。偏肾阴者，五心烦热，舌质红，脉弦细数。偏于肾阳虚者，形寒肢冷，四肢不温，舌质淡，脉沉细无力。

(五)瘀血阻窍

眩晕伴见头痛，耳鸣耳聋，心悸，失眠，精神不振，健忘，面唇紫暗，舌有瘀斑或瘀点，脉弦涩或细涩。

五、针灸治疗

(一)毫针刺法

1.取穴

(1)主穴：风池、太冲、翳风、听宫、内关。

(2)配穴：痰湿中阻者，加足三里、中脘、丰隆；肾亏髓海不足者，加太溪；肝阳上亢者，加支沟、阳陵泉；寒水上泛者，加中脘、水分。

2.操作方法

用中强刺激，持续运针 10～30 分钟，每天 1 次，10 次为 1 个疗程。

(二)电针法

(1)取穴：①头针晕听区或平衡区，耳门透听会、翳风；②耳门、听宫、风池、合谷、足三里、翳风。

(2)操作方法：每次取其中一组，用密波，由中度到较强刺激。每天 1 次，每次 5～10 分钟。10 次为 1 个疗程，疗程间隔 3～6 天。反复发作时，每天可用本法治疗 2～3 次，少饮水，可进低盐饮食。

(三)耳针法

(1)取穴：额、心、交感、神门、肾、内分泌、肾上腺、枕。

(2)操作方法：每次选用 2～4 穴，中强刺激，间歇运针，留针 20 分钟。每天 1 次，7 次为 1 个疗程。也可用耳穴皮内针埋藏法，埋藏时间 1～3 天。

(四)头针法

(1)取穴：双侧晕听区。

(2)操作方法：取 2.5～3.0 寸长毫针，依晕听区水平方向沿皮下缓慢捻转进针，达到应有的深度后，要求快速捻转，每分钟须达200次以上。捻转幅度要大（向前捻2～3转，向后捻2～3转）。出现针感后，再持续捻转3～4分钟，留针5～10分钟。如此反复3次，即可起针，每天1次，10次为1个疗程。进针时只能捻转，不能提插，每分钟捻转次数若少于200次，疗效明显降低，反之，刺激量大，感应强，则疗效好。

（五）直接灸法

（1）取穴：百会。

（2）操作方法：用剪刀将百会穴部位的头发剪掉约2 cm×2 cm，常规消毒，将黄豆大艾炷直接施灸百会穴上，从炷顶点燃。待燃至无烟时，持厚纸片迅速将艾炷压熄。压时由轻到重，此时患者顿觉有热力从头皮渗入脑内的舒适感，一般1次施灸15壮，隔天1次。

（六）温针灸法

1.取穴

（1）主穴：百会、内关、行间、太溪、足三里、三阴交、脾俞、肝俞、神庭、翳风、丰隆、中脘、关元。

（2）配穴：对气血虚弱者加刺关元，脾虚痰湿者加丰隆，肾虚者加太溪，肝阳上亢者加太冲。

2.操作方法

患者取坐位或平卧位，穴位皮肤常规消毒。每次百会必取，其他穴位选用4～6穴，针刺得气后，取约1.5 cm长艾卷，套在针柄上，从下端点燃，直至艾条烧完为止，待针柄冷却后行第2壮，一般每穴施温针灸2～3壮，时间约30分钟。每天1次，5次为1个疗程。对于病重不能坐起者，先针风池、内关、足三里，采用平补平泻手法，留针30分钟。

（七）刺络拔罐法

（1）取穴：太阳、关冲、中冲。

（2）操作方法：穴位常规消毒后点刺放血，每天1次，此法于点刺后，还可拔火罐。

第三节 鼻 炎

鼻炎是一种常见的鼻部疾病，多由病毒、细菌、变应原、各种理化因子以及某些全身性疾病引起的鼻腔黏膜的炎症，可见鼻塞、流涕等症状。根据不同病因，临床可分为急性鼻炎、慢性鼻炎、变应性鼻炎等。按照鼻炎不同的种类，所对应的中医病名为“伤风鼻塞”“鼻窒”“鼻渊”“鼻槁”“鼻鼽”等。

一、急性鼻炎

(一)概述

急性鼻炎是指因外感风邪而致鼻塞，且伴有流涕、鼻痒、打喷嚏为主症的急性鼻病，中医称“伤风鼻塞”，俗称“伤风”。四季均可发病，但以冬季多见。其病程较短，一般数天可愈。但反复发作者，则易致“鼻窒”“鼻渊”等疾病。

(二)病因、病机

伤风鼻塞的发生常与正气不足、外邪侵袭等因素有关。以致风寒或风热之邪侵犯鼻窍，肺失宣降而致鼻塞、流涕等症。本病病位在鼻，与肺、脾、肾三脏关系密切。

(三)诊断

(1)病前有明显诱因如受凉、过度疲劳及接触感冒患者史。

(2)全身症状有发热、倦怠、头痛等，同时伴有鼻塞、鼻痒、打喷嚏。

(3)前鼻镜检查双鼻黏膜充血、肿胀，有清水样分泌物。

(四)中医辨证

(1)风寒犯鼻：鼻塞较重，喷嚏频作，流涕清稀，鼻音重浊。患者伴头痛身重，恶寒无汗，舌淡、苔薄白，脉浮紧。

(2)风热犯鼻：鼻塞而干，时轻时重，鼻流黏稠黄涕，发热恶风，头痛咽痛，口渴喜饮，舌质红、苔薄黄，脉浮数。

(五)针灸治疗

1.毫针刺法

(1)取穴。①主穴：迎香、鼻通、印堂、合谷。②配穴：对于风寒犯鼻者，医师加列缺、风池，以疏风解表、宣通鼻窍；风热犯鼻者，医师加曲池、外关，以疏风清热。

(2)操作方法：医师施针于迎香，向内斜刺 0.3～0.5 寸，施捻转泻法；余穴常规针刺，外感风寒者加灸。每天治疗 1 次，10 次为 1 个疗程。

2.三棱针法

(1)取穴：迎香、鼻通、少商穴。

(2)操作方法：用三棱针点刺放血，隔天 1 次。

3.皮肤针法

(1)取穴：颈夹脊 1～7，背部第 1、2 侧线。

(2)操作方法：叩刺至局部皮肤潮红。

4.耳针法

(1)取穴：内鼻、肺、肾上腺、额。

(2)操作方法：用揿针埋藏，每次 8～12 小时，每天 1 次，10～15 次为 1 个疗程。

5.悬灸法

(1)取穴：迎香、上星穴。

(2)操作方法：如涕清稀量多，鼻塞者，用艾条悬灸至局部发热为度，每次 20～30 分钟，每天 1～2 次。

6.穴位贴敷法

(1)取穴：大椎、风门、大杼、肺俞、膏肓。

(2)操作方法：医师再取用白芥子 20 g、元胡 20 g、白芷 15 g、黄芩 20 g、鱼腥草 15 g，研成细末，用姜汁调糊，取适量敷于上述穴位。每次 6～8 小时，10 天为 1 个疗程。

7.穴位注射法

(1)取穴：上星、迎香、合谷、足三里。

(2)操作方法：选用复合维生素 B 或鱼腥草注射液，常规穴位注射。

8.耳穴埋豆法

(1)取穴：内鼻、肺、神门、肾上腺、内分泌、皮质下。

(2)操作方法：每次取 3～5 穴，用王不留行籽压穴。

二、慢性鼻炎

(一)概述

慢性鼻炎是以经常性鼻塞为主要特征的慢性鼻病，临床表现为鼻塞时轻时重，或双侧鼻窍交替堵塞，反复发作，经久不愈，甚则嗅觉失灵。其发病无季节性和地区性，多在受湿着凉后加重。

中医学称慢性鼻炎为“鼻窒”。

（二）病因、病机

鼻窒常因伤风鼻塞反复发作、饥饱劳倦、肺脾气虚、肝胆火盛、脾胃湿热运化失常等，以致余邪滞留鼻窍而成。本病病位在鼻，与肺、胆、脾关系密切。

（三）诊断

（1）间歇性或交替性鼻塞，睡眠时因鼻甲充血而加重，运动后鼻塞减轻。

（2）鼻分泌物增多，为黏液或黏脓性，嗅觉减退。

（3）检查可见：①下鼻甲黏膜肿胀，表面光滑、湿润，呈暗红色；②鼻道或下鼻甲上附有黏稠丝状分泌物；③下鼻甲黏膜触之柔软，富有弹性。滴1%麻黄素液后，肿胀黏膜立见收缩。

（四）中医辨证

1.肺胃郁热熏鼻证

间歇性或交替性鼻塞，少量黏黄涕，有时鼻内灼热干燥或有嗅觉减退，头额胀痛，鼻黏膜暗红，下鼻甲肿胀，可伴口微干，小便黄，大便干。舌质红胖，苔微黄，脉略数或洪而有力。

2.肺脾气虚，邪滞鼻窍证

交替性鼻塞，或鼻塞时重时轻，黏涕少，遇寒时症状加重，头微胀不适，或见咳嗽痰稀，面色㿠白，或见食欲欠佳，大便或溏，舌质淡红，苔薄白。

3.邪毒久留，气滞血瘀证

鼻塞无歇，涕黄稠或黏白，嗅觉迟钝，语言不畅，咳嗽多痰，耳鸣不聪，舌质红或有瘀点，脉弦细。检查可见鼻甲肿实暗红，呈桑葚样，对血管收缩剂不敏感。

4.肺气不宣，痰浊内阻证

鼻塞，时轻时重，涕多，色白而黏，嗅觉迟钝，鼻黏膜稍充血，鼻甲肿大，伴胸闷，咳嗽多痰，舌淡胖，苔白腻，脉弦滑。

（五）针灸治疗

1.毫针刺法

（1）取穴：迎香、攒竹、印堂、大椎、合谷、膈俞、通天。

（2）操作方法：从迎香向内斜刺0.3～0.5寸，施捻转泻法，余穴常规针刺，加灸。每天治疗1次，10次为1个疗程。

2.耳针法

(1)取穴:内鼻、外鼻、肾上腺、肺、脾、胃、胆。

(2)操作方法:用揿针埋藏,每次 8～12 小时,每天 1 次,10～15 次为 1 个疗程。

3.灸法

(1)取穴。①主穴:人中、迎香、风府、百会。②配穴:肺气虚者配肺俞、太渊;脾虚者配脾俞、胃俞、足三里。

(2)操作方法:灸至局部发热为度,隔天 1 次。

4.穴位贴敷法

(1)取穴:大椎、肺俞、脾俞、胃俞、胆俞。

(2)操作方法:用玄参 30 g、黄柏 30 g、乳香 15 g、没药 10 g、木香 12 g,研成细末,姜汁调糊,取适量敷于上述穴位。每次 6～8 小时,10 天为 1 个疗程。

5.穴位注射法

(1)取穴:迎香、合谷。

(2)操作方法:选用复合维生素 B_1 或复方丹参注射液,常规穴位注射。

6.耳穴埋豆法

(1)取穴:内鼻、外鼻、肾上腺、肺、脾、胃、胆。

(2)操作方法:用火柴棒以轻、慢、均匀的手法找出这些敏感点。耳穴常规消毒后,用王不留行籽贴附于小方块胶布中央,然后贴敷于耳穴上,按压王不留行籽,产生酸胀感,嘱患者自行每天按压 5～7 次。5 天换籽 1 次。

三、变应性鼻炎

(一)概述

变应性鼻炎,是以突然和反复发作鼻塞、鼻痒、打喷嚏、鼻流清涕等为主要特征的鼻病。本病为鼻科常见病、多发病之一,呈季节性、阵发性发作,亦可常年发病。其发病迅速,消失也快,症状消失后,则如常态,可伴头痛、耳鸣、听力障碍等症状。医师检查可见鼻黏膜淡白或暗灰色,呈水肿样,鼻甲肿大。

中医学称“鼻鼽”或“鼽嚏”,鼽,即鼻出清涕之意。

(二)病因、病机

变应性鼻炎多因禀质特异,邪犯鼻窍所致,以阵发性鼻痒、连续打喷嚏为特征。本病的发生主要与肺脾肾阳气亏虚,体质特异,卫外不固关系密切,故不耐风寒异气或花粉等不洁之气侵袭,或因某些饮食物触发,致阵发性鼻痒、打喷嚏、清涕长流，且反复发作。亦或因郁热内蕴、阴阳失调、寒热错杂所致。

（三）诊断

（1）部分患者有过敏史及家族史。

（2）本病发作时主要表现为鼻痒、喷嚏频频、清涕如水、鼻塞，呈阵发性，具有突然发作和反复发作的特点。且可伴有眼痒、结膜充血等眼部症状。每天症状持续或累计在1小时以上。

（3）检查：在发作期鼻黏膜多为灰白或淡蓝色，亦可充血色红，鼻甲肿大，鼻腔有较多水样分泌物。在间歇期以上特征不明显。变应原皮肤点刺试验阳性，或血清特异性IgE阳性，必要时可行鼻激发试验。

（四）中医辨证

本病主症为鼻痒、打喷嚏、流清涕、鼻塞。

1.肺气虚寒证

每遇风冷易发，气短懒言，语声低怯，自汗，面色苍白，或咳无力，舌质淡、苔薄白，脉虚弱。

2.脾气虚弱证

患病日久，鼻塞、鼻胀较重，面色萎黄，四肢倦怠，食少食欲缺乏，大便或溏，舌淡胖，边有齿痕，苔薄白，脉弱无力。

3.肾阳亏虚证

病久体弱，早晚较甚，神疲倦怠，面色苍白，形寒肢冷，小便清长，夜尿多，舌质淡、苍白，脉沉细无力。

4.肺肾阴虚证

禀赋不足，劳倦过度，或见咳嗽、咽痒，多梦少寐，口干烦热，舌红、苔白，脉细数。

（五）针灸治疗

1.毫针刺法

（1）取穴：迎香、鼻通、列缺、合谷、肺俞、脾俞、肾俞。

（2）操作方法：医师于迎香向内斜刺0.3～0.5寸，施捻转泻法；余穴常规针刺，加灸。每天治疗1次，10次为1个疗程。

2.皮肤针法

（1）取穴：颈夹脊1～4、背部第一侧线、前臂手太阴肺经。

（2）操作方法：叩刺至局部皮肤潮红为止。

3.耳针法

(1)取穴:内分泌、内鼻、肺、脾、肾。

(2)操作方法:用揿针埋藏,每次 8～12 小时,每天 1 次,10～15 次为 1 个疗程。

4.灸法

(1)取穴:大椎、风门、肺俞、脾俞、肾俞、关元、足三里。

(2)操作方法:每次选取 2～4 穴,可用艾条灸、隔姜灸或雷火灸,每天 1 次,10 天为 1 个疗程。

5.穴位贴敷法

(1)取穴:大椎、风门、肺俞、膏肓。

(2)操作方法:用白芥子 20 g、元胡 20 g、白芷 15 g、洋金花 10 g,研成细末,姜汁调糊,取适量敷于上述穴位。每次 6～8 小时,10 天为 1 个疗程。

6.穴位注射法

(1)取穴:迎香、合谷、足三里。

(2)操作方法:选用维生素 B_1、维生素 B_{12}注射液,常规穴位注射。

7.耳穴埋豆法

(1)取穴:内分泌、内鼻、肺、脾、肾。

(2)操作方法:用火柴棒以轻、慢、均匀的手法找出这些敏感点。耳穴常规消毒后,用王不留行籽贴附于小方块胶布中央,然后贴敷于耳穴上,按压王不留行籽,产生酸胀感,嘱患者自行每天按压 5～7 次。5 天换籽 1 次。

第四节 咽　　炎

一、概述

咽炎是以咽喉部红肿疼痛、吞咽不适为特征的咽部疾病,咽炎常因病毒感染、细菌感染、环境因素以及全身因素(如贫血、心血管疾病、消化系统疾病、维生素缺乏、免疫功能低下等)等反复发作。咽炎常见咽部疼痛、干燥、灼热,瘙痒,有异物感,吞咽时加重,咽痛可放射至耳部,伴有发热、咳嗽咯痰、恶心或四肢酸痛、食欲减退等全身症状。咽炎可分为急性咽炎和慢性咽炎。本病常年发病,以秋、冬、春季多见，多发于成年人。

中医称“喉痹”，属于中医学的“喉风”“暗哑”“乳蛾”“喉蛾”等范畴。

二、病因、病机

中医学认为，咽炎的发病主要与情志、饮食、体虚多病及风邪外袭等有关。

急性咽炎者，常因风寒外侵，营卫失和，邪郁化热，壅结咽喉而致。也可因气候骤变，起居不慎，冷热失调，肺卫不固，风热邪毒乘虚入侵，从口鼻直袭咽喉，内伤于肺，相搏不去，壅结咽喉而为病。如若肺胃邪热壅盛传里，误治、失治，则病情加重。

慢性咽炎者，多为急性咽炎发展而来，主要是由于脏腑亏虚，阴阳失衡所致。内因多为肺、脾、肝、肾等功能失常，外因多为湿、热等邪趁机侵犯，不同的外因和内因产生不同的病理变化。劳损、久咳等多种原因所致体内精血丢失，损伤阴津，累及于肺，肺津亏耗，虚热内生，咽喉失于濡养而发病。久病肺气虚弱，肝郁气滞，劳倦伤脾，脾失健运，水湿内停，聚湿生痰，凝聚咽喉而发病。素体阴虚，又嗜食辛辣煎炒，痰热蕴结，上灼咽喉，或日久耗伤肺肾之阴，导致虚火上炎，灼伤津液成痰，痰热循经上扰咽喉，清道失利亦可致病。

三、诊断

(一)临床表现

1.急性咽炎

急性咽炎多为急性发病，发病初期咽干、咽痒，继而咽痛，多为烧灼感，疼痛的程度可有较大的差别，吞咽时疼痛加重，影响进食，疼痛还可向耳部放射，常因炎症波及喉部而引起急性喉炎，出现声嘶。全身症状一般较轻，多表现为低热，乏力、头痛，食欲差等，少数重症多见于幼儿或老年患者，可出现较重的全身症状，如寒战、高热、恶心，呕吐，全身不适等症状。

局部查体多可见咽部黏膜的急性弥漫性充血、肿胀，咽侧索受累时可见咽侧索肿胀。咽后壁淋巴滤泡可见充血，肿胀，严重时可出现黄白色点状渗出物。悬雍垂及软腭可见水肿，内镜下检查鼻咽部及喉咽部也可呈充血、水肿等表现，部分病例可出现颌下淋巴结肿大。

2.慢性咽炎

(1)症状：表现为慢性炎症，多无明显的全身症状，而局部表现“丰富多彩”，可表现为咽部的异物感、烧灼感、刺痛、干燥、多痰，刺激性咳嗽等。可形成习惯性排痰动作，但多无分泌物咳出，咽反射较敏感可出现恶心呕吐等症状，严重病例无法刷牙，更无法配合咽部的临床检查。若伴全身疾患可出现相关疾病的症状。同时症状的轻重与患者对本病的关注程度也有很大的关联。

(2)体征：慢性单纯性咽炎，咽部的黏膜呈慢性充血状态，咽后壁淋巴滤泡可有轻度增生，咽腔的分泌物增多，咽反射较为敏感；慢性肥厚性咽炎病史较长，黏膜除慢性充血状态以外，可表现为局部组织的增生，包括咽后壁淋巴滤泡的增生，咽侧索的肥厚、舌根淋巴组织的增生等，咽腔的分泌物也较多；而萎缩性咽炎多可见咽部黏膜的萎缩、暗淡，干燥，表面有黏稠分泌物的附着等改变，鼻腔检查多伴有类似的黏膜改变。

(二)诊断要点

(1)咽痛、咽痒、异物感反复发作，时轻时重。或咽干、声音嘶哑或失声，咳嗽咯痰，可伴有咽喉不适。

(2)多有咽喉炎反复发作史。

(3)咽部黏膜充血、胀肿或肥厚增生，咽后壁颗粒状隆起或有脓点，或见咽黏膜干燥；喉黏膜及声带弥漫充血肿胀；或声带淡红肥厚，边有小结或息肉，上有黏痰；或室带肥厚，声门开合不全；或喉黏膜及声带变薄、干燥，有痂皮形成。

四、中医辨证

(一)风热塑肺

咽喉红肿疼痛，干燥灼热，伴发热、头痛、汗出、咳嗽有痰，小便黄，舌质红，苔薄黄，脉浮数。

(二)胃火炽盛

咽喉红肿疼痛，干燥灼热，咽喉部有堵塞感，高热、口渴喜饮，头痛、痰黄、大便秘结，小便短赤，舌红、苔黄、脉数有力。

(三)阴虚火旺

咽部微肿、疼痛，喉间有异物感，咽干喉燥，声音嘶哑，不欲饮水，手足心热，午夜尤甚，舌红，苔少，脉细数。

五、针灸治疗

(一)毫针刺法

1.取穴

(1)主穴：天容、合谷、列缺、照海。

(2)配穴：若患者风热壅肺，加尺泽、外关、少商，以疏风清热；胃火炽盛，加内庭、曲池，以清泄热邪；阴虚火旺，加太溪、酒泉、三阴交，以滋阴降火。

2.操作方法

医师于诸穴均常规针刺；在对列缺、照海行针时，患者可配合做吞咽动作；于少商点刺出血。初期每天1～2次，后期每天或隔天1次。

(二)三棱针法

(1)取穴：耳背上部静脉或少商穴。

(2)操作方法：取耳背上部静脉，先用手轻轻揉一侧耳朵，使其局部充血，再于耳后寻找静脉，局部常规消毒后，用三棱针于耳后静脉点刺，挤出3～5滴血后用消毒棉球按压针孔，每天1次(每次在前一次的下方点刺放血)。也可以用三棱针点刺少商穴(拇指末节桡侧，距指甲角0.1寸)放血，每天1次。此法适用于急性咽炎。

(三)耳针法

(1)取穴：咽喉、肺、胃、肾、胆、小肠、大肠、三焦。

(2)操作方法：每次选2～4对，用揿针埋藏，每次8～12小时，每天1次，10天1个疗程。

(四)穴位贴敷法

1.处方一

(1)取穴：双侧涌泉穴。

(2)操作方法：取吴茱萸粉少量，以温开水调和成糊状，敷贴于双侧涌泉穴，胶布固定。一般睡前贴，晨起揭去。每天1次，10天为1个疗程。此法适用于咽炎各型。

2.处方二

(1)取穴：双侧天突、廉泉、天容。

(2)操作方法：取白芥子、细辛、甘遂、延胡索(适用于痰气郁结型和肺脾气虚型)，将以上药物按2∶1∶1的比例加工成粉末，贮藏于瓷瓶中备用。用时以生姜汁调匀，分别制成1 cm×1 cm大小的药饼。用胶布将药饼固定于上述穴位上，贴敷2～3小时。如果有明显烧灼感，可提前取下，并湿敷以消炎药水。每10天1次，连续5次。此法适用于慢性咽炎。

3.处方三

(1)取穴：天突、大椎、肺俞、风门、膈俞。

(2)操作方法:白芥子 30 g、延胡索 30 g、甘遂 15 g、细辛 15 g,研末用姜汁调成糊状。贴敷于上穴。敷药时间可以为每年三伏三九,每次 6～8 小时,连续 3 年为 1 个疗程。

(五)穴位埋线法

(1)取穴:天突、风门、肺俞、中脘、气海、足三里。

(2)操作方法:每次选取 3～4 对,采用纯植物可降解 PGLA 线体埋藏,15 天 1 次,5 次 1 个疗程。

第五节 牙 周 炎

一、概述

牙周炎为牙齿周围组织的慢性破坏性进行性疾病。本病的发展,伴以牙龈发炎溢脓、牙周膜变性、牙槽骨吸收,最后导致牙齿动摇、脱落。局部致病因素有口腔卫生不良、牙石积聚、食物嵌塞、食后剔齿及不良修复体等。本病分牙周炎、牙周变性及牙周萎缩 3 个阶段。

牙周炎属中医学“牙宣”“齿间出血”“齿衄”“齿漏”范畴,因外感风邪,邪客于经脉,壅滞于龈肉黏膜;或因饮食不节,运化失调,脾胃蕴邪化热,上熏牙龈所致。以牙龈红肿、疼痛,易出血,牙周溢脓,口臭为主要表现。本病四季可发病,以气候燥烈之季为多。

二、病因、病机

(一)外感风邪,上熏牙龈

风热之邪侵入,热邪搏于经络,上熏牙龈,灼伤龈络而致。

(二)脾胃湿热,热聚牙周

饮食不节,过食肥甘煎炒炙博及醇酒,使脾失健运,湿阻中焦,日久生热,湿热上蒸,聚于牙周而致。

(三)胃火炽盛,火灼牙龈

饮食不节,嗜食膏粱厚味,胃肠积热,热盛化火,上灼牙龈,致牙周溢脓。

(四)肾阴不足,虚火上蒸

肾阴亏损,阴不敛阳,则虚火上浮。虚火上冲,灼烙龈络,致牙龈肿痛。

三、诊断

(一)临床表现

本病多见于中、老年人,男子多于女子。

(1)初期,也可称为发炎期。牙龈间乳头充血肿胀,伴以疼痛。稍稍触动即易出血,即使吸吮时也能出血。经常在早晨起床时,匝唇一周,结有薄薄血痂线状的一圈。此期中医称"牙衄"。

(2)中期,也可称为变性期。牙龈周围开始糜烂,出血增多,疼痛加重,同时还有刺痛、灼热及胀感,妨碍饮食,对热与冷特别敏感,并有口臭。此期中医常称为"齿䘌"。

(3)后期,也可称为萎缩期。此时一切炎性症状逐渐消失,但齿根宣露、摇动,甚至脱落。牙龈萎缩干瘪。从此即无法恢复原状。中医即称"牙宣"。宣者,宣露也。

一般无全身症状,如有的话,大多在初期末、中期初及高峰时期。届时舌苔黄腻,脉大、数等。

(二)诊断要点

(1)成年人得病,通常见于30～40岁,年龄越大,患病率越高,病情也越重。

(2)本型可发生于单个牙齿、一组牙齿或波及整个牙列。

(3)进程缓慢,其病程可长达10余年甚至数十年。在较长的间歇期之后可能发生病情的活动和加重,但要到晚期才导致牙齿的松动和丧失。牙位活动性破坏的年发生率约2.8%。

(4)患牙的周围存在着菌斑滞留的因素,菌斑、牙石的量和牙周组织破坏的严重性相一致。其他如充填体的悬突、不良修复体的边缘,食物嵌塞、牙列不齐等也与病损直接相关。

(5)成人牙周炎通常无痛,但可伴有牙本质过敏,咀嚼时或咀嚼后钝痛等临床症状。急性症状如跳痛和叩诊敏感,可能是由于形成牙周脓肿或逆行性根尖周炎所致。

(6)牙龈炎症可较明显,牙龈的自发性出血加重和探诊出血明显,但也能在龈表面并无炎症,而在牙周袋的内壁存在着溃疡或病理性肉芽,在探诊后牙龈出血。

(7)牙周袋形成,袋内能探到釉牙骨质界。一般形成骨上袋。

(8)X线片显示牙槽骨多呈水平型吸收,中度、重度时,因可能伴有咬合创伤的出现,患牙可出现垂直形(角形)吸收。

(9)牙齿松动,移位,牙龈退缩多在牙周炎中期以后出现。

四、中医辨证

(一)风热侵袭

牙痛突然发作,阵发性加重,得冷痛减,受热加重,牙龈肿胀;形寒身热,口渴;舌红苔白或薄黄,脉浮数。

(二)胃火上蒸

牙痛剧烈,牙龈红肿或出脓血,得冷痛减,咀嚼困难;口渴口臭,溲赤便秘,舌红苔黄燥;脉弦数或滑数。

(三)虚火上炎

牙痛隐隐,时作时止,日轻夜重,牙龈暗红萎缩,牙根松动,咬物无力;腰膝酸软,五心烦热;舌嫩红少苔,脉细数。

五、针灸治疗

(一)毫针刺法

1.取穴

(1)主穴:合谷、下关、颊车。

(2)配穴:风火牙痛者加风池;肾虚牙病者配太溪;实火牙病者配内庭、太冲。

2.操作方法

用泻法或平补平泻,主治胃火上攻之牙周炎,每天一次,10～15天为1个疗程。

(二)耳针法

(1)取穴:上颌、下颌、神门、肾上腺穴。

(2)操作方法:针刺捻转后,留针10～20分钟,或皮下埋针1～2天。

(三)艾灸法

(1)取穴:下关、颊车、曲池、合谷。

(2)操作方法:患者取坐位,将艾条一端点燃,对准下关穴、颊车穴、曲池穴、合谷穴悬灸，距皮肤 2～3 cm，每天灸治 1～2 次，每次施灸 30 分钟左右，以灸至局部温热舒适为度。

(四)拔罐法

(1)取穴：大杼、胃俞、曲池、下关。

(2)操作方法：患者取坐位，施术者取小型火罐用闪火法扣于大杼、胃俞、曲池、下关穴各 1 罐，留罐 10 分钟。

(五)刮痧法

1.实火

实火表现为牙痛甚剧，牙龈红肿，兼口臭、口渴、便秘。

(1)取穴：颊车、下关、合谷、内庭、二间。

(2)操作方法：泻法。在需刮痧部位涂抹适量刮痧油。先点揉下关穴、颊车穴，用力宜重。再刮手部合谷穴和二间穴，重刮，至皮肤发红，皮下紫色痧斑、痧痕形成为止。最后重刮足部内庭穴，用刮板角部重刮 30 次至出痧。

2.虚火

虚火表现为牙痛隐隐，时作时止，常在夜间加重，呈慢性轻微疼痛，齿龈松动，咀嚼无力。

(1)取穴：太溪、合谷、颊车、下关、行间。

(2)方操作法：补法。在需刮痧部位涂抹适量刮痧油。先点揉下关穴、颊车穴，用力宜重。再刮手部合谷穴，重刮，至皮肤发红，皮下紫色痧斑、痧痕形成为止。最后重刮足部太溪穴、行间穴，用刮板角部重刮 30 次至出痧。

(六)穴位注射法

(1)取穴：患侧颊车、臂间(位于掌后横纹正中直上约 5 横指处，尺桡骨间，当心包经间使穴上 7 分处)。

(2)操作方法：选用维生素 B_{12} 注射液 0.5 mg，当归注射液 2 mL，每穴每次注入混合药液 1.5 mL，每天 1 次。

(七)耳穴埋豆法

(1)取穴：上颌、下颌、神门、肾上腺穴。

(2)操作方法：用王不留行籽贴压穴位。

参考文献

[1] 黄龙微.临床中医诊疗与针灸[M].哈尔滨:黑龙江科学技术出版社,2020.
[2] 杜革术.实用针灸推拿康复学[M].济南:山东大学出版社,2021.
[3] 张燕.中医疾病诊断与针灸推拿治疗学[M].天津:天津科学技术出版社,2020.
[4] 陈秋明.临床疾病针灸治疗精要[M].郑州:郑州大学出版社,2020.
[5] 郑宾.临床常见病针灸与推拿[M].哈尔滨:黑龙江科学技术出版社,2021.
[6] 赵吉平,符文彬.针灸学[M].北京:人民卫生出版社,2020.
[7] 乔巧.现代临床针灸推拿精要[M].长春:吉林科学技术出版社,2020.
[8] 牟成林,沈向楠,朱学亮,等.实用骨病针灸推拿康复技术[M].北京:科学技术文献出版社,2021.
[9] 沈涛.现代灸疗[M].北京:中国中医药出版社,2020.
[10] 李慧梅.传统中医针灸推拿与康复[M].天津:天津科学技术出版社,2020.
[11] 招柏明.临床实用针灸特色疗法[M].北京:科学技术文献出版社,2020.
[12] 韩秀丽.耳鼻咽喉病症中医特色外治疗法[M].北京:中国纺织出版社,2021.
[13] 李西亮.现代针灸与推拿临床治疗学[M].哈尔滨:黑龙江科学技术出版社,2020.
[14] 孔莹.常见疾病中医针灸治疗与护理[M].北京:中国纺织出版社,2020.
[15] 魏立新,佟晓英,赵长龙.中医针灸临证经验及特色疗法[M].北京:北京科学技术出版社,2021.
[16] 孔庆雪.常见病推拿与针灸治疗[M].长春:吉林科学技术出版社,2020.
[17] 曹伟.现代针灸推拿与康复治疗学[M].哈尔滨:黑龙江科学技术出版社,2020.

[18] 张文海,李丽,徐立娜,等.中医内科常见病诊疗与康复[M].哈尔滨:黑龙江科学技术出版社,2021.

[19] 裴建.针灸常见病证辨证思路与方法[M].北京:人民卫生出版社,2020.

[20] 许桂青.临床针灸与推拿实践[M].哈尔滨:黑龙江科学技术出版社,2020.

[21] 王雁慧.实用内科疾病针灸治疗[M].长春:吉林科学技术出版社,2019.

[22] 冯雯雯.针灸技术与临床[M].天津:天津科学技术出版社,2020.

[23] 牛琦云.临床疾病针灸特色疗法[M].长春:吉林科学技术出版社,2019.

[24] 张永臣,王健.针灸学[M].济南:山东科学技术出版社,2020.

[25] 王成虎.现代针灸基础与临床实践[M].北京:科学技术文献出版社,2019.

[26] 雷秋慧,卢家春,林秋虹.现代疾病针灸治疗实践[M].长春:吉林科学技术出版社,2020.

[27] 路侠.中医针灸手法技巧[M].长春:吉林科学技术出版社,2019.

[28] 王少英.临床中医诊疗精粹[M].北京:中国纺织出版社,2020.

[29] 谢海波.中医内科病诊疗与处方[M].北京:化学工业出版社,2021.

[30] 刘相静.常见病症中医诊治[M].北京:科学技术文献出版社,2020.

[31] 刘璐佳,杨阳,李思澄,等.针灸治疗小儿脑瘫临床取穴配伍规律研究[J].中国中医基础医学杂志,2020,26(4):522-525.

[32] 梁吉,韩名媛,罗铮,等.8 种针灸疗法治疗原发性痛经的网状 Meta 分析[J].世界科学技术:中医药现代化,2021,23(12):4593-4605.

[33] 郭珊珊,傅心昊,张鑫,等.针灸治疗消化系统适宜病症的现代文献研究[J].中国中医基础医学杂志,2020,26(5):662-665.

[34] 孙忠人,王承斌,尹洪娜,等.针灸治疗变应性鼻炎网状 Meta 分析[J].中国针灸,2021,41(11):1295-1302.

[35] 张金焕,袁伟渠,陈晨,等.不同针灸疗法治疗肩周炎的系统评价再评价和网状 Meta 分析[J].中国组织工程研究,2020,24(35):5723-5732.